Chronisch entzündliche Darmerkrankungen 43
Schmerzhafte Symptome 44
Erhöhter Energiebedarf bei entzündlichen
Darmerkrankungen 44
Entzündliche Darmerkrankungen bei Kindern
und Jugendlichen 45
Mangel an Nährstoffen bei Morbus Crohn 46
Mangelzustände bei Colitis ulcerosa 47

Medikamente, die den Appetit nehmen 48
Essstörungen 50
Anorexie – sich das Essen abgewöhnen 50
Bulimie – zwischen Fressanfällen und Erbrechen 52
Ganzheitliches Therapiekonzept als Weg aus der Essstörung 54

Gesund und dauerhaft zunehmen 56
Was wir zum Leben brauchen 57
Den individuellen Energiebedarf berechnen 57
Der Energiegehalt der Nährwerte 60
Fett liefert viel Energie 62
Von Kohlenhydraten und Zuckern 63
Eiweiß für die Muskeln 65
Reichlich trinken für Leib und Seele 66
Gesund zunehmen mit Zusatz- und Ersatznahrung 67
Vitamine – lebensnotwendige Stoffe 73
Mineralstoffe für Knochen und Hormone 76
Tipps und Tricks für den Alltag – Zunehmen leicht gemacht ... 79

Rezepte zum gesunden Zunehmen 82
Tageskostplan mit etwa 3300 Kilokalorien 83

Nützliche Adressen 124
Register 127
Autoren 128
Impressum 128

Geleitwort

Untergewicht und Mangelernährung im Schlaraffenland Deutschland? Kaum vorstellbar! Doch in Deutschland sind rund 2,4 Prozent der Bevölkerung (1.602.120 Menschen) laut Angaben des Statistischen Bundesamtes (Mikrozensus) untergewichtig und befinden sich an der Grenze zur Mangelernährung. Betroffen sind insbesondere Senioren, Krebskranke, HIV-Infizierte, Patienten mit chronischen Magen-Darm-Erkrankungen, Dialysepatienten und Magersüchtige. Aber natürlich gibt es auch eine große Anzahl gesunder Menschen, die sehr dünn sind und gerne zunehmen möchten.

Die Gesellschaft für Ernährungsmedizin und Diätetik e. V. hat es sich zur Aufgabe gemacht, allen, die Probleme mit Untergewicht haben, mit Rat und Tat zur Seite zu stehen. Das gilt für dünne Menschen ebenso wie für Menschen, die aufgrund von Krankheit oder Alter mangelernährt sind. Es werden die Betroffenen, ihre Angehörigen und natürlich das ärztliche und pflegende Personal angesprochen. Dieses Buch hat es sich zum Ziel gesetzt, das Bewusstsein für das Problem »Untergewicht« zu schärfen und den Betroffenen zu helfen.

Wir wünschen uns, dass Ihre Fragen bei der Lektüre dieses Buches beantwortet werden. Sollten Sie weitere Informationen wünschen, können Sie sich an unsere ernährungsmedizinischen Berater wenden, dort erhalten Sie Antwort auf Ihre ganz speziellen Fragen. Vielfältige Informationen und Tipps finden Sie auch auf unserer Homepage. Die entsprechenden Telefonnummern und Kontaktadressen sind auf Seite 124 f. zusammengefasst.

Wir hoffen, dass dieses Buch eine weite Verbreitung findet und dazu beiträgt, dass der Problematik Untergewicht und Mangelernährung mehr Beachtung geschenkt wird. Wir wünschen Ihnen viel Gesundheit und Wohlbefinden!

Prof. Dr. rer. nat. Rudolf Schmitz	Prof. Dr. med. Helmut Mann
Präsident der Gesellschaft	Wissenschaftlicher Direktor der
für Ernährungsmedizin und	Gesellschaft für Ernährungs-
Diätetik e.V.	medizin und Diätetik e.V.

Untergewicht erfolgreich bekämpfen

Wer unter seinem Untergewicht leidet und gerne zunehmen würde, stößt oft auf Unverständnis. Die Klagen der Betroffenen sind für Übergewichtige ein Wunschtraum: Sie haben keinen Appetit, sind zu dünn, vielleicht auch knochig, die Kleidung ist zu weit.

In der Masse der Diät-Bücher ist unser Ratgeber »Gesund zunehmen!« einzigartig, denn die meisten Menschen wären gern schlanker und stürzen sich auf jedes neue Diätkonzept. Doch Untergewicht ist akut weitaus gefährlicher als Übergewicht. Es geht in der Regel mit vielen Mangelzuständen einher, die die Abwehrkräfte schwächen. Der Körper benötigt täglich in einem ausgewogenen Verhältnis Kohlenhydrate, Eiweiße, Fette, Ballaststoffe, Flüssigkeit, Vitamine, Mineralstoffe und sekundäre Pflanzenstoffe. Wenn er dies nicht bekommt, wird er krank.

Für Untergewicht und Mangelernährung gibt es viele Gründe. Bestimmte Krankheiten führen zu Appetitverlust, einer Veränderung des Geschmacks, und man isst bestimmte Sachen nicht mehr. Zuerst nimmt man ab, dann entsteht ein Mangel an einzelnen oder vielen Nähr- und Wirkstoffen. Es gibt auch Krankheiten, die extrem viel Energie verbrauchen und den Körper dadurch schwächen. Nicht zuletzt ist das Körpergewicht Veranlagung. So gibt es viele Menschen, die ausreichend oder gar übermäßig essen, aber nicht zunehmen, weil ihr Stoffwechsel anders funktioniert. Andere wiederum essen einfach zu wenig oder mögen lieber Lebensmittel, die wenig Kalorien haben.

Im persönlichen Gespräch helfen Ihnen gerne die Experten unserer Gesellschaft. Vor allem bekommen Sie viele Tipps und Anregungen, wie Sie Mangelzustände ausgleichen und gesund zunehmen – ob Ihr Untergewicht auf einer Krankheit beruht oder nicht.

Wir wünschen Ihnen viel Erfolg und freuen uns, wenn dieses Buch Ihr kompetenter Begleiter auf dem Weg zu einem gesunden Körpergewicht und einem idealen Ernährungszustand ist.

Klaudia Pütz
Dipl.-Diätassistentin/Ernährungs-
medizinische Beraterin

Sven-David Müller
Diätassistent/Diabetes-
berater DDG

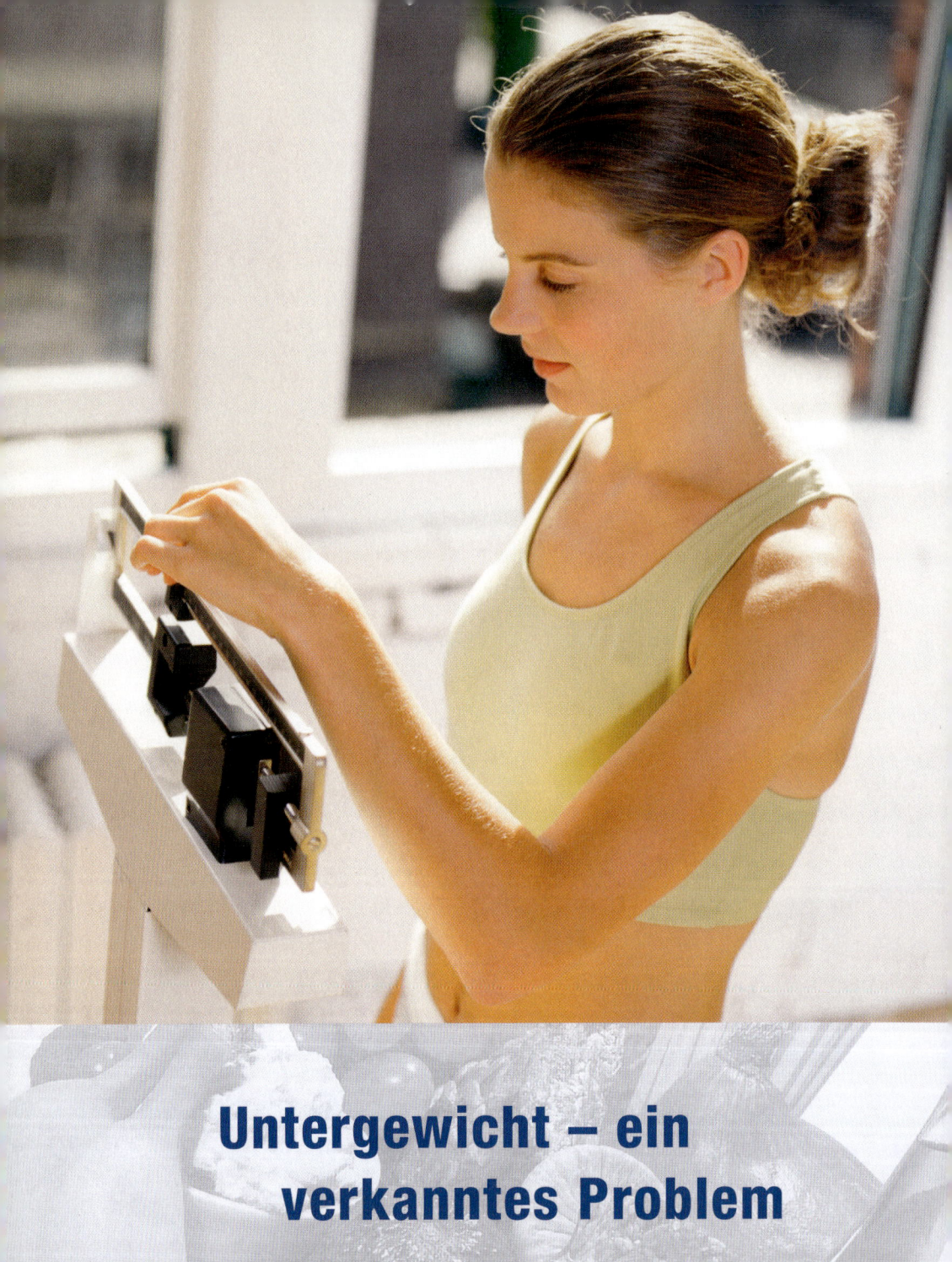

Untergewicht – ein verkanntes Problem

Was heißt Untergewicht?

Übergewicht ist ein sichtbares Problem in allen Industriestaaten. Hingegen wird Untergewicht in der Öffentlichkeit kaum wahrgenommen und Mangelernährung noch weniger. Eine Untersuchung des Robert-Koch-Institutes in Berlin ergab, dass zwischen 1,9 und 6,8 Prozent der Menschen in Deutschland zu wenig wiegen. 1,97 Millionen Menschen in Deutschland sind nach einer Untersuchung des statistischen Bundesamtes in Wiesbaden so leicht, dass der Arzt bei ihnen eine Mangelernährung mit starkem Untergewicht diagnostiziert.

Was heißt Untergewicht?

Schleppt der Mensch zu viel Fett mit sich herum, ist das gesundheitsschädlich. Ist er hingegen zu leicht, ist das sogar noch gefährlicher, insbesondere dann, wenn er nicht genügend lebensnotwendige Nähr- und Wirkstoffe mit der Nahrung aufnimmt. Prinzipiell gelten Menschen, die im Vergleich zu Durchschnittswerten zu wenig Körpermasse – insbesondere zu wenig Muskelmasse – haben, als untergewichtig.
Heute wird das Gewicht anhand des Body-Mass-Index (BMI) bewertet. Ein niedriger BMI heißt Untergewicht und ein hoher bedeutet Übergewicht. Der BMI hat die Berechnung des Normalgewichtes nach der Broca-Formel (Körpergröße in Zentimetern minus 100) abgelöst.

Laut Statistik wiegt in den Industriestaaten jeder 22. Einwohner zu wenig, und jeder 42. ist gefährlich unterernährt! 3,2 Prozent der über 75-Jährigen sind mit einem BMI unter 18,5 untergewichtig.

Mit dem Body-Mass-Index Untergewicht feststellen

Der BMI hat sich international als Messgröße durchgesetzt, mit der man das Körpergewicht bewerten und die Gesundheitsrisiken, die mit Gewicht einhergehen, beurteilen kann. Um Untergewicht klassifizieren zu können, wird das Verhältnis von Körpergewicht zur Körpergröße berechnet. Das Ergebnis dieser Rechnung ist der Body-Mass-Index (Körpermassenindex). Die Formel lautet:

$$\frac{\text{Körpergewicht in Kilogramm}}{(\text{Körperlänge in Meter})^2} = \text{BMI}$$

Untergewicht – ein verkanntes Problem

Nehmen wir als Beispiel eine Person, die 58 Kilogramm wiegt und 1,79 Meter groß ist. Zuerst rechnet man die Körpergröße im Quadrat: 1,79 x 1,79 = 3,2. Dann teilt man das Gewicht durch diese Zahl: 58 : 3,2 = 18,1. Das Ergebnis ist der BMI unserer Beispielperson: 18,1. Damit ist diese Person als leicht untergewichtig einzustufen, denn der Bereich für Normalgewicht liegt zwischen BMI 18,5 und 24,9. Nach der Definition der Weltgesundheitsorganisation (WHO) gilt als untergewichtig, wer einen BMI von weniger als 18,5 aufweist. Anhand der folgenden Tabelle können Sie Ihren BMI ganz einfach ermitteln.

Wenn Ihre Größe und Ihr Gewicht zwischen den aufgelisteten Werten liegen, kann die Tabelle nur einen Anhaltspunkt geben. Dann sollten Sie Ihren BMI mit Hilfe der Formel berechnen.

Ihr persönlicher Body-Mass-Index

	1,50 m	1,55 m	1,60 m	1,65 m	1,70 m	1,75 m	1,80 m	1,85 m	1,90 m	1,95 m	2,0 m
30 kg	13,3	12,5	11,7	11,0	10,4	9,8	9,3	8,8	8,3	7,9	7,5
35 kg	15,6	14,6	13,7	12,9	12,1	11,4	10,8	10,2	9,7	9,2	8,8
40 kg	17,8	16,6	15,6	14,7	13,8	13,1	12,3	11,7	11,1	10,5	10,0
45 kg	20,0	18,7	17,6	16,5	15,6	14,7	13,9	13,1	12,5	11,8	11,3
50 kg	22,2	20,8	19,5	18,4	17,3	16,3	15,4	14,6	13,9	13,1	12,5
55 kg	24,4	22,9	21,5	20,2	19,0	18,0	17,0	16,1	15,2	14,5	13,8
60 kg	26,7	25,0	23,4	22,0	20,8	19,6	18,6	17,5	16,6	15,8	15,0
65 kg	28,9	27,1	25,4	23,9	22,5	21,2	20,1	19,0	18,0	17,1	16,3
70 kg	31,1	29,1	27,3	25,7	24,2	22,9	21,6	20,5	19,4	18,4	17,5
75 kg	33,3	31,2	29,3	27,5	25,0	24,5	23,1	21,9	20,8	19,7	18,8
80 kg	35,6	33,3	31,3	29,4	27,7	26,1	24,7	23,4	22,2	21,0	20,0
85 kg	37,8	35,4	33,2	31,2	29,4	27,8	26,2	24,8	23,6	22,4	21,3
90 kg	40,0	37,5	35,2	33,1	31,1	29,4	27,8	26,3	24,9	23,7	22,5
95 kg	42,2	39,6	37,1	34,9	32,9	31,0	29,3	27,8	26,3	25,0	23,8
100 kg	44,4	41,6	39,1	36,7	34,6	32,7	30,9	29,2	27,7	26,3	25,0
105 kg	46,7	43,7	41,0	38,6	36,3	34,3	32,4	30,7	29,1	27,6	26,3
110 kg	48,9	45,8	43,0	40,4	38,1	35,9	34,0	32,1	30,5	28,9	27,5
115 kg	51,1	47,9	44,9	42,2	39,8	37,6	35,5	33,6	31,9	30,2	28,8
120 kg	53,3	49,9	46,9	44,1	41,5	39,2	37,0	35,1	33,2	31,6	30,0

Im Alter sind ein paar Polster wichtig

Wissenschaftliche Studien haben gezeigt, dass es ab einem Alter von 60 Jahren gut ist, etwas »mehr auf den Rippen« zu haben. Damit ist aber nicht gemeint, dass dicke oder gar fette Menschen im Alter ge-

Was heißt Untergewicht?

BMI	Beurteilung	Prozentualer Anteil in der Bevölkerung
< 18,5	Untergewicht	2,4 %
18,5–24,9	Normalgewicht	49,8 %
25–29,9	Übergewicht Grad I (moderates Übergewicht)	36,2 %
30–40	Übergewicht Grad II (schweres Übergewicht oder Adipositas)	11 %
> 40	Übergewicht Grad III (morbide Adipositas)	0,5 %

Quelle: Statistisches Bundesamt, 2002, Wiesbaden

BMI-Werte für unterschiedliche Altersgruppen

Altersgruppe	Normalgewicht	Untergewicht
19 bis 24 Jahre	19 bis 24	unter 19
25 bis 34 Jahre	20 bis 25	unter 20
35 bis 44 Jahre	21 bis 26	unter 21
45 bis 54 Jahre	22 bis 27	unter 22
55 bis 64 Jahre	23 bis 28	unter 23
über 64 Jahre	24 bis 29	unter 24

Quelle: Klassifikation nach National Research Council, 1989, USA

sünder sind, im Gegenteil. Aber zu dünn sollten ältere Menschen auch nicht sein. Es geht also darum, das richtige Maß zu halten.
Die oben stehende Tabelle und die Tabelle auf Seite 10 zeigen die BMI-Werte für verschiedene Altersgruppen. Bei Kindern und Jugendlichen, die sich noch im Wachstum befinden, sind die Werte differenzierter.

So entsteht Untergewicht

Doch wie kommt es in unserer Überflussgesellschaft zu Untergewicht? Dafür gibt es verschiedene Gründe, die teilweise miteinander verknüpft sind: Veranlagung, körperliche Krankheiten und seelische Probleme können eine Rolle spielen. Ein wichtiger Aspekt bei Unter-

Untergewicht – ein verkanntes Problem

Da sich Kinder und Jugendliche noch in der körperlichen Entwicklung befinden, ändern sich die BMI-Normalwerte von Jahr zu Jahr.

BMI-Normalwerte bei Kindern und Jugendlichen

Jungen

Alter	Normalgewicht	Untergewicht
12 Jahre	ab 17,2	unter 17
13 Jahre	ab 17,8	unter 17
14 Jahre	ab 18,5	unter 18
15 Jahre	ab 19,2	unter 18
16 Jahre	ab 19,8	unter 18,5
17 Jahre	ab 20,4	unter 18,5

Mädchen

Alter	Normalgewicht	Untergewicht
10 Jahre	ab 16,2	unter 16
11 Jahre	ab 16,7	unter 16
12 Jahre	ab 17,4	unter 17
13 Jahre	ab 18,1	unter 17
14 Jahre	ab 18,9	unter 18
15 Jahre	ab 19,5	unter 19
16 Jahre	ab 20,0	unter 19
17 Jahre	ab 20,3	unter 19

Quelle: Gesellschaft für Ernährungsmedizin und Diätetik e.V.

wie auch bei Übergewicht ist der Stoffwechsel. Die Stoffwechselvorgänge sind sehr kompliziert und bei jedem Menschen ein wenig anders. Sie werden beispielsweise durch Hormone und körperliche Aktivität beeinflusst. Aber auch in den Genen sind die Ausmaße der Stoffwechselaktivität festgelegt. Mit der Nahrung wird dem Körper Energie zugeführt, die in Kilokalorien gemessen wird. Diese Energie muss der Körper verarbeiten, was durch den Stoffwechsel geschieht, der die Nahrung verwertet. Es gibt gute und schlechte Futterverwerter. Gesunde Menschen, die viel essen können, ohne zuzunehmen, gehören zu den schlechten Futterverwertern. Das bedeutet, dass die Nahrung nicht optimal verwertet wird, es werden nicht alle Nährstoffe vom Körper aufgenommen.

Was heißt Untergewicht?

Bestimmte Krankheiten können den Energieverbrauch kurzfristig oder auf Dauer deutlich erhöhen. Wenn man die Ernährung nicht entsprechend umstellt, verliert man an Gewicht. Auch wenn man sich plötzlich und regelmäßig viel bewegt oder eine Zeitlang weniger isst, nimmt man ab. Solange ein gesunder Mensch sich jedoch normal ernährt und bewegt, bleibt das Gewicht in der Regel konstant. Wenn man ohne einen sichtbaren Grund an Gewicht verliert, sollte man einen Arzt aufsuchen.

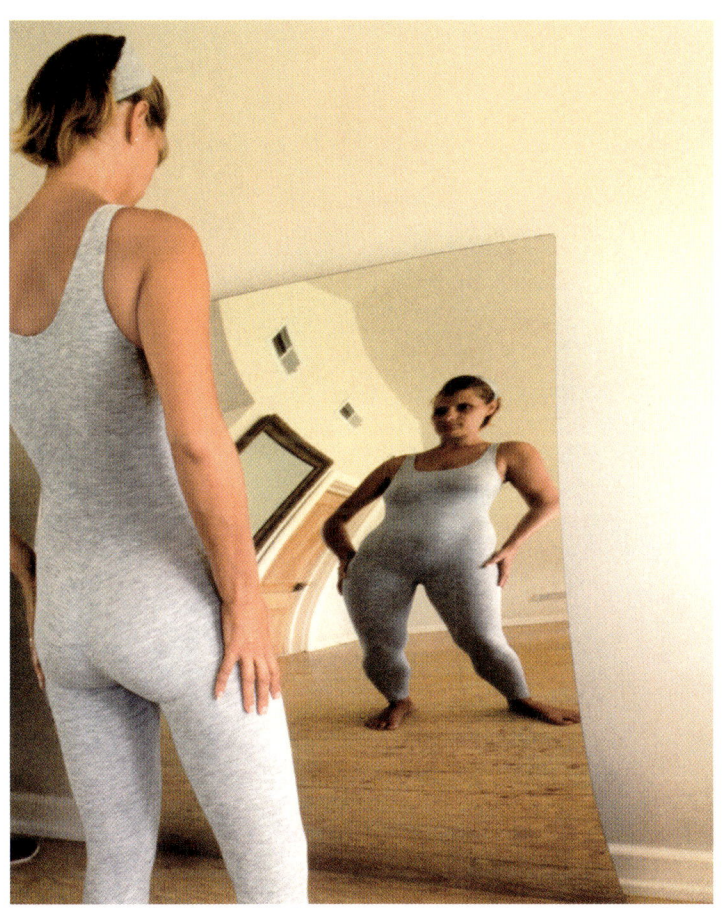

Viele Menschen haben ein verzerrtes Bild von ihrem Körper. Auch im Spiegel sehen sie nur das, was sie zu sehen erwarten.

Untergewicht – ein verkanntes Problem

Was ist Mangelernährung?

Mangelernährung ist etwas anderes als Untergewicht. Mangelernährung heißt, dass der Körper von einem, mehreren oder allen lebenswichtigen Nährstoffen zu wenig bekommt. Dadurch werden die Bestände im Körper nicht wieder aufgefüllt und mit der Zeit sogar abgebaut. Demzufolge können auch Normal- und Übergewichtige unter Mangelernährung leiden. Der in Deutschland verbreitete Jod-, Fluorid- oder Zinkmangel ist ein Beispiel dafür.

Eine Untersuchung über »Vitaminmangel in Deutschland« hat ergeben, dass alle Bevölkerungsgruppen und Altersklassen in Deutschland unter einem mehr oder weniger ausgeprägten Vitaminmangel leiden. In der gesamten Bevölkerung werden die Vitamine Folsäure und Vitamin D nur mangelhaft zugeführt, und auch die Versorgung mit Vitamin E ist oft unzureichend. Nur bei den Vitaminen A, B_{12}, Niacin und Vitamin C liegt die Zufuhr im empfohlenen Bereich.

Vitamin- und Mineralstoffmangel lässt sich durch eine Blutuntersuchung beim Arzt nachweisen. Wer sehr wenig wiegt oder Untergewicht hat, sollte sechs bis acht Wochen lang ein Kombipräparat einnehmen, das alle lebensnotwendigen Vitamine und Mineralstoffe enthält. Solche Präparate erhalten Sie in Apotheken, Drogerien oder Reformhäusern, sie sind nach Packungsanweisung einzunehmen. Mehr über den Vitamin- und Mineralstoffbedarf des Körpers erfahren Sie auf Seite 73 bis 78.

Mangelernährung muss nicht unbedingt mit Unterernährung einhergehen. Verschiedene Faktoren können bewirken, dass unser Körper mit einem oder mehreren Nährstoffen nicht ausreichend versorgt wird.

Ursachen für die Mangelernährung

Die Ursachen für Mangelernährung sind vielfältig. Häufig spielen mehrere Aspekte eine Rolle, die in der Kombination zu einer mangelhaften Versorgung mit Nährstoffen führen. Dies geschieht nicht von heute auf morgen – entweder hält eine Ursache lange an oder mehrere Ursachen treffen zusammen. Häufig verursachen chronische körperliche Krankheiten Mangelzustände. Aber auch beispielsweise Appetitlosigkeit infolge von psychischen Problemen kann auf Dauer zu Mangelernährung führen, die wiederum körperliche Erkrankungen nach sich ziehen kann.

Was ist Mangelernährung?

Ursachen von Mangelernährung

Verminderte Nahrungsaufnahme
- Schmerzen
- Appetitlosigkeit
- Durchfall
- Übelkeit
- Erbrechen
- Anorexie (Magersucht)
- Angst vor dem Essen (bevor ich etwas Falsches esse, esse ich besser nichts, weniger oder einseitig)

Hormonelle Störungen
- Schilddrüsenüberfunktion

Resorptionsstörungen (Aufnahmestörungen)
- Kurzdarmsyndrom nach Operationen
- Gallensäureverlust nach der teilweisen Entfernung des Ileums (Abschnitt des Dünndarms)
- Bakterielle Fehlbesiedelung/ Überwucherung des Dünndarms
- Medikamenteneinnahme
- Strahlentherapie
- Chemotherapie

Gastrointestinale Probleme (Problem im Magen-Darm-Trakt)
- Intoleranzen von Nahrungsmitteln
- Stenosen (Verengungen)
- Verminderte Aufnahmefläche und -kapazität
- Fisteln im Magen-Darm-Trakt
- Dünndarmerkrankungen
- Probleme mit der Galle
- Erkrankungen der Bauchspeicheldrüse

Erhöhte Verluste an Nährstoffen
- Eiweißverlustsyndrom
- Durchfall
- Blutungen im Magen-Darm-Trakt

Gesteigerter Bedarf an Nährstoffen
- Fieber/Operationen
- Gesteigerter Zellumsatz im Magen-Darm-Trakt
- Hohe Entzündungsaktivität
- Konsumierende Prozesse (z.B. Krebskrankheiten)
- Lungenerkrankungen
- HIV/AIDS

Medikamentennebenwirkung
- Eiweißabbau (bedingt durch Glucocorticoide)
- Störung der Aufnahme von Folsäure (z.B. durch Sulfasalazin)
- Störung der Aufnahme fettlöslicher Vitamine (z.B. durch Cholestyramin)

Untergewicht – ein verkanntes Problem

Folgen von Mangelernährung

- Allgemeine Schwäche
- Gewichtsverlust
- Muskelschwäche
- Infektanfälligkeit
- Hautveränderungen
- Schwere Krankheiten und – im Extremfall – Tod
- Wundheilungsstörungen (z. B. Dekubitusgefahr)
- Verwirrtheit

Kreislauf der Mangelernährung

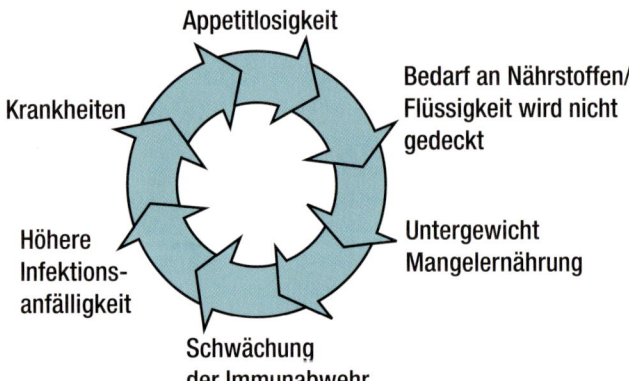

Wenn der Kreislauf der Mangelernährung erst einmal begonnen hat, ist er ohne kompetente Hilfe nur schwer zu durchbrechen.

Regulation von Hunger und Sättigung

Indem er isst, deckt der Mensch seinen individuellen Energiebedarf und seinen Bedarf an Nähr- und Wirkstoffen. Körpergewicht und Körperzusammensetzung werden zum einen davon beeinflusst, wie viel man isst, zum anderen davon, wie die Nahrung durch den Stoffwechsel verwertet wird. Ein kompliziertes System, das noch nicht vollständig erforscht ist, reguliert die Nahrungsaufnahme und den Appetit. Entscheidend sind die Gefühle von Hunger und Sättigung, diese werden vom Sättigungs- und Hungerzentrum im Zwischenhirn (Hypothalamus) gesteuert.

Ein Hungergefühl entsteht durch das Absinken des Blutzuckerspiegels. Wenn man eine größere kohlenhydrathaltige Mahlzeit zu sich nimmt, verschwindet das Hungergefühl, der Blutzucker steigt leicht an und bleibt erhöht, die Sättigung tritt ein. Der gleiche Effekt kann durch eine eiweißhaltige Mahlzeit erzielt werden. Traubenzucker oder Bonbons – ebenfalls Kohlenhydrate – beseitigen den Hunger hingegen nicht, denn sie sorgen dafür, dass der Blutzuckerspiegel nicht gemächlich ansteigt, sondern rasch in die Höhe schießt, was eine Insulinausschüttung bewirkt. Die Folge ist ein schneller Blutzuckerabfall, der erneut Hunger verursacht.

Menschen, die über mehrere Tage keinen Appetit oder Hunger verspüren, sollten das mit dem Arzt besprechen.

Süße, fetthaltige Lebensmittel bewirken auf der einen Seite einen erhöhten Blutzuckerspiegel ohne einen ausreichenden Sättigungseffekt, auf der anderen Seite führt der Verzehr von Schokolade zu einer vermehrten Ausschüttung des »Glückshormons« Serotonin, das wiederum das Hungerempfinden vermindert.

Ballaststoffhaltige Lebensmittel hingegen, wie Gemüse, Obst und Vollkorn-Getreide-Produkte, lassen den Blutzuckerspiegel nur wenig ansteigen, wodurch ein Sättigungsgefühl eintritt. Außerdem bewirken sie eine Magendehnung, und die Information »Sättigung« wird über das Zentralnervensystem weitergeleitet. Wir haben das Gefühl, dass der Magen voll ist, was uns in der Regel dazu bringt, nichts mehr zu essen. Nach welcher Menge unser Magen sich voll anfühlt, hängt von seinem Fassungsvermögen ab. In der Regel liegt dies zwischen 1,8 und 2,5 Liter, es kann sich durch individuelle Essgewohnheiten verändern.

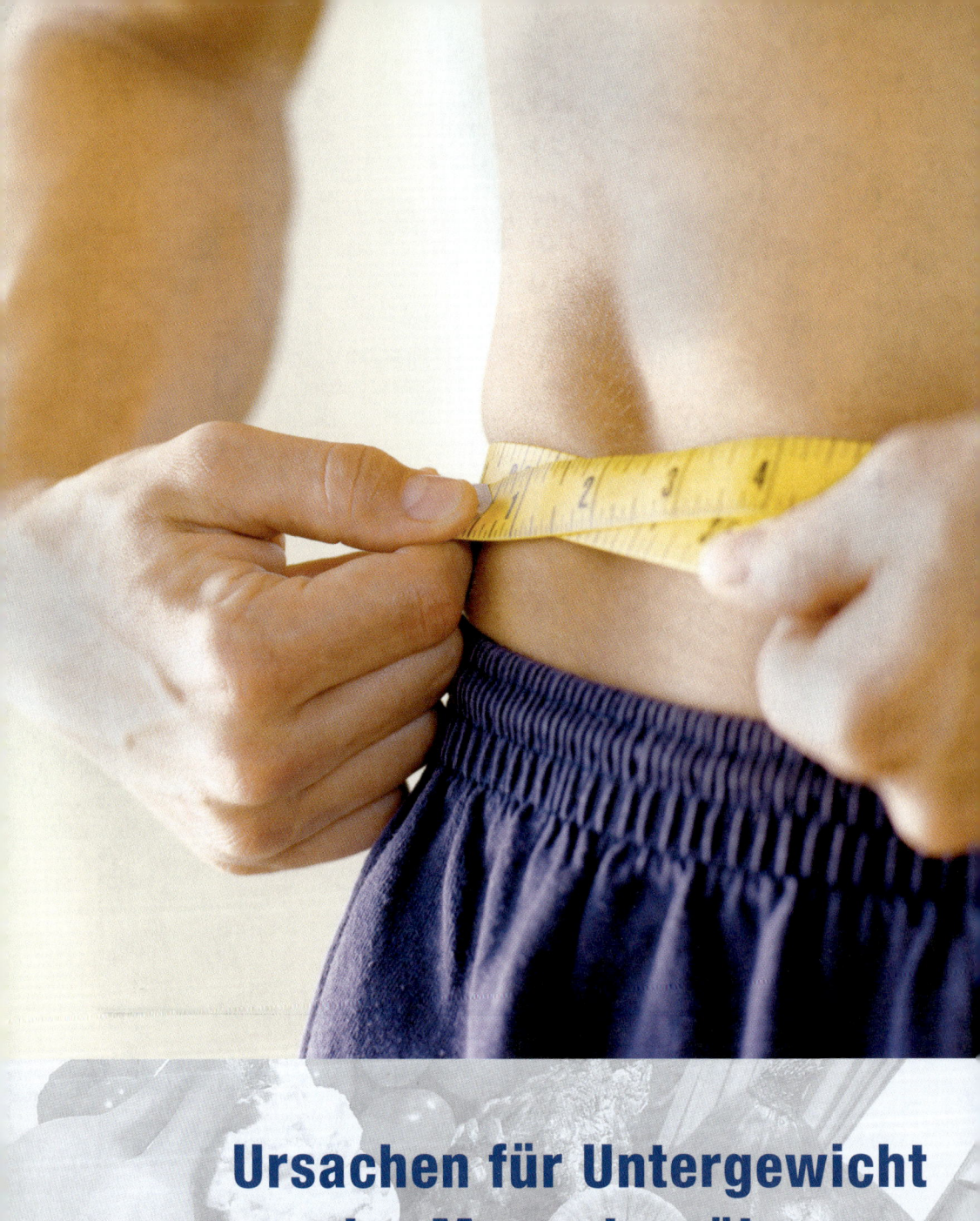

Ursachen für Untergewicht oder Mangelernährung

Unterernährung bei alten Menschen

Wie beschrieben, gibt es verschiedene Gründe für Untergewicht und Mangelernährung. In diesem Kapitel beschäftigen wir uns ausführlich mit den am weitesten verbreiteten Ursachen. Neben Veranlagung sind dies ein fortgeschrittenes Lebensalter, Krebserkrankungen, HIV/AIDS, chronisch entzündliche Darmerkrankungen, die Einnahme bestimmter Medikamente und Essstörungen. In den meisten Fällen hilft eine Ernährungsumstellung mit spezieller Zusatznahrung, in anderen Trink- oder Sondennahrung und in Ausnahmefällen parenterale Ernährung.

Unterernährung bei alten Menschen

Der Energie- und Kalorienbedarf sinkt im Alter in dem Maße, in dem auch Muskelmasse und körperliche Aktivität abnehmen. Der Bedarf an Eiweiß, Vitaminen und Mineralstoffen bleibt jedoch unverändert. Dies ist oft schwierig zu bewerkstelligen, und so kommt es im Alter häufig zu Mangelerscheinungen. Eine Unterversorgung findet man hauptsächlich bei den Vitaminen B_1, B_2, B_6, B_{12}, D, C, Niacin und Folsäure. Auch bei den Mineralstoffen wurden Versorgungslücken festgestellt, vor allem bei Kalium, Eisen, Zink, Magnesium, Kalzium und Selen. Zinkmangel tritt neben Eisenmangel am häufigsten auf, Grund dafür ist eine fleischarme oder fleischlose Ernährung.

Wie Sie Ihren Energiebedarf ermitteln, ist auf Seite 57 bis 59 beschrieben.

Puddingvegetarier, die zu wenig trinken

Die Ernährung vieler Senioren ist einseitig. Sie essen weniger Fleisch und Gemüse und entwickeln sich häufig zu so genannten Puddingvegetariern: Weißbrot mit Marmelade und eine Tasse Kaffee ist oft die Hauptmahlzeit des Tages. Senioren kochen, wenn überhaupt, einmal für die ganze Woche vor und wärmen die Reste immer wieder auf. Die ernährungsphysiologische Qualität dieser Mahlzeit ist alles andere als ideal. Im Gegensatz zum Energiebedarf sinkt der Flüssigkeitsbedarf im Alter nicht: Man sollte täglich 2 Liter trinken. Andererseits lässt das Durstgefühl nach, was die Flüssigkeitszufuhr problematisch macht.

Ursachen für Untergewicht oder Mangelernährung

Bei älteren Menschen lässt der Geschmackssinn nach, und viele haben Probleme beim Kauen und Schlucken. Dies macht das Essen oft anstrengend und verführt zu ungesunder Ernährung.

Keine Freude mehr am Essen

Ältere Menschen haben im Vergleich zu Jugendlichen einen schwächeren Geschmacks- und Geruchssinn, so dass das Essen weniger Freude macht. Neben Kaubeschwerden beeinträchtigt auch die reduzierte Speichelsekretion die Nahrungsaufnahme. Der Speichel wird außerdem zähflüssiger, so dass der Mund schneller austrocknet. Da die Muskelkraft der Speiseröhre ebenfalls nachlässt, kann es zu Schluckbeschwerden kommen. Aus diesem Grund bevorzugen viele Senioren vor allem Nahrungsmittel, die wenig gekaut werden müssen. Das ist in der Regel eine ballaststoff- und nährstoffarme Kost, die langfristig zu Zahnschäden, Verstopfung und vor allem Mangelernährung führt. Oft ist Zinkmangel für eine geringe Geruchs- bzw. Geschmackswahrnehmung verantwortlich.

Einschätzung der individuellen Ernährungssituation

Damit ältere Menschen gesund bleiben, ist es wichtig, auf eine ausgewogene Ernährung zu achten, welche die besonderen Bedürfnisse berücksichtigt. Mit folgenden Parametern können Sie die Ernährungssituation prüfen. Einige der Punkte können Sie selbst feststellen, andere müssen vom Arzt untersucht werden.

- Gewichtsverlauf in den letzten Monaten
- Berechnung des BMI, Bestimmung der Körperzusammensetzung
- Ernährungsanamnese: Wie sah die Ernährung in der Vergangenheit aus?
- Medizinische Anamnese: Welche Krankheiten gab es in der Vergangenheit?
- Beobachtung des Essverhaltens
- Laborwerte (Albumin, Transferrin, Präalbumin, Elektrolyte, Lymphozytenzahl)

Führen Sie ein Ernährungsprotokoll

Ein einfaches Ernährungsprotokoll – also ein Ernährungstagebuch, in dem alle Speisen und Getränke aufgeschrieben werden – hilft dem

Ausgewogene Ernährung und regelmäßige Bewegung helfen dabei, auch im Alter gesund und fit zu sein.

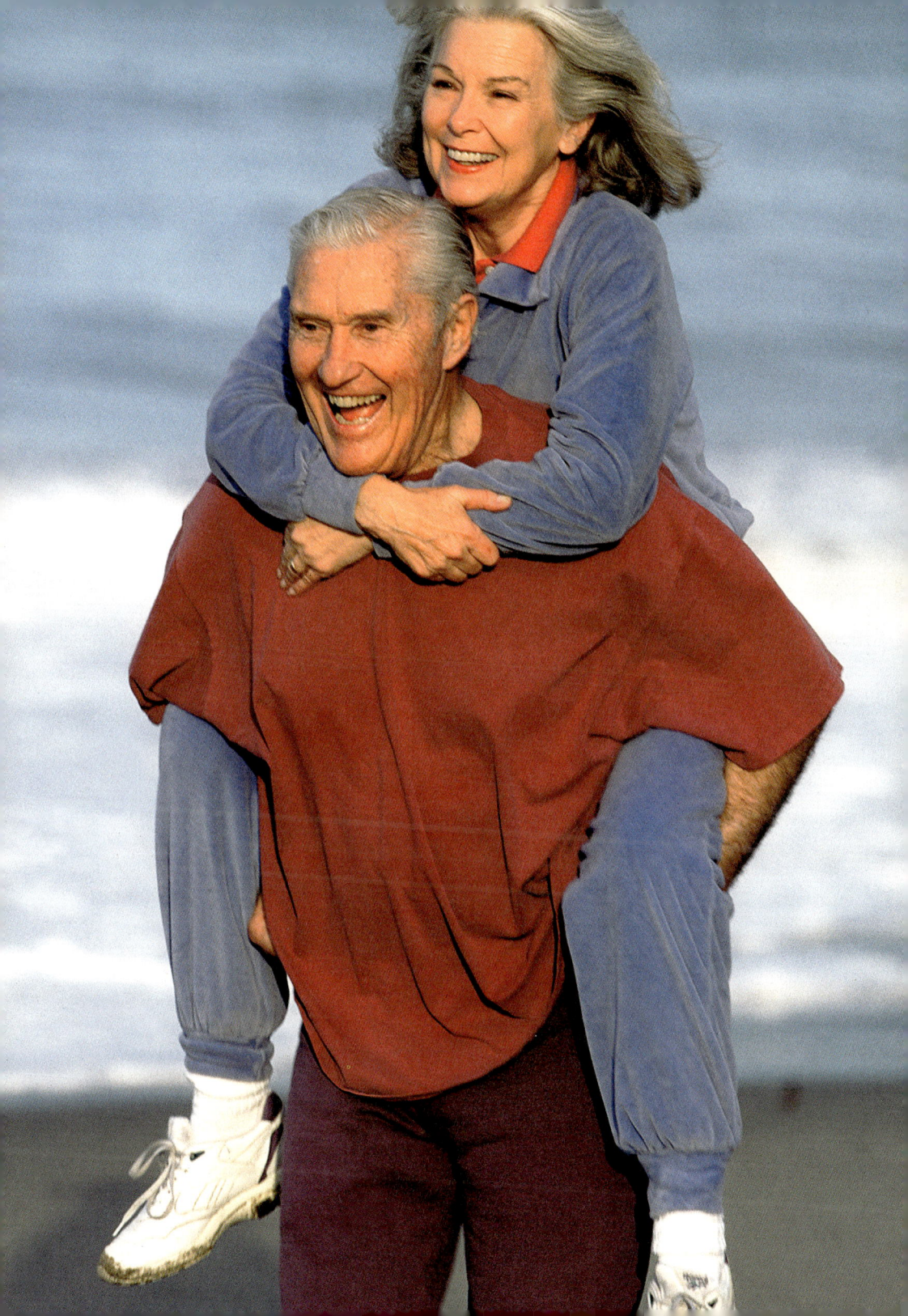

Ursachen für Untergewicht oder Mangelernährung

Hausarzt oder dem Diätassistenten, die Ernährungssituation transparent zu machen. Es ist es eine leicht anwendbare Methode, Ernährungsfehler bewusst zu machen und zu korrigieren.

Ursachen von Mangelernährung im Alter

Bei alten Menschen gehören Fehl- und Mangelernährung zu den häufigsten übersehenen Befunden, so Prof. Dr. Peter Oster vom Bethanien-Krankenhaus in Heidelberg. Nach einer Studie dieser Klinik waren 60 Prozent von 300 eingewiesenen alten Patienten untergewichtig. Die Studie zeigte außerdem, dass die Sterblichkeitsrate von unterernährten Personen deutlich höher ist als bei Normalgewichtigen.

Das Problem der Mangelernährung in der Geriatrie wird häufig verkannt oder zu spät bemerkt. Alte Menschen, die sich mit Kalorien in Form von leicht ess- und beschaffbaren reinen Kohlenhydraten, wie Brötchen oder Zwieback mit Butter und Konfitüre ernähren, sehen trotz Mangelernährung oft nicht mager aus.

Die Mangelernährung hat verschiedene Ursachen, einfache Gründe sind Krankheiten und andere körperliche Gebrechen, die den Einkauf von frischen Lebensmitteln wie auch das Essen, z. B. das Kauen, erschweren.

Auch wenn im Alter der Energiebedarf prinzipiell sinkt, nimmt er bei Krankheiten, Fieber, Infektionen, Wundheilungsprozesse (bei Wundliegen) oder Tumorerkrankungen drastisch zu.

Ursachen für Mangelernährung im Alter

- Schlechte Zähne/dritte Zähne
- Soziale Faktoren wie Vereinsamung, soziale Isolation, Armut
- Depression
- Operative Entfernung von Teilen des Magens und des Dünndarms
- Entzündliche Darmerkrankung
- Verengung im Magen-Darm-Trakt (Stenosen)
- Karzinom (Krebs)
- Verstopfung
- Infektionen
- Herz- und Bronchialerkrankungen
- Niereninsuffizienz
- Nebenwirkungen von Medikamenten
- Körperliche Behinderung
- Alkoholismus

Unterernährung bei alten Menschen

Ernährungstherapie

Wenn eine Mangelernährung festgestellt wurde, muss man den Patienten mit künstlicher Ernährung wieder »aufpäppeln«. Dazu gibt es spezielle Produkte in der Apotheke, die je nach Bedarf als Trink- oder Sondennahrung entweder zusätzlich oder als Ersatz gegeben werden. Mit Zusatznahrung werden Ernährungsdefizite ausgeglichen, z. B. Mangel an Eiweiß oder Kalorien. Ersatznahrung enthält alle lebensnotwendigen Nährstoffe, Vitamine, Spurenelemente und Mineralstoffe.

Liegen keine Schluck- und Kauprobleme vor, bekommt der Patient Trinknahrung, wenn er es jedoch nicht schafft, oral ausreichend Energie zu sich zu nehmen, muss eine Sondenernährung durchgeführt werden. Die künstliche Ernährung wird meistens in der Klinik eingeleitet, der Hausarzt sollte die folgende ambulante Ernährungstherapie koordinieren. Im häuslichen Bereich findet die Versorgung in der Regel durch so genannte Home-Care-Teams statt, wodurch eine kompetente Betreuung und Beratung gewährleistet ist. Eine Ernährung über eine Magensonde schränkt die Patienten in ihrem Alltag kaum ein, so dass sie wieder am normalen Leben teilnehmen können. Die dadurch gewonnene Lebensqualität wirkt sich ausgesprochen günstig auf den Krankheitsverlauf aus.

> Auf den Seiten 67 bis 73 finden Sie ausführliche Informationen über die verschiedenen Arten und Einsatzmöglichkeiten von Zusatz- und Ersatznahrung.

Home-Care – Künstliche Ernährung in der häuslichen Pflege

Die Sondenernährung ist heute über Nasensonden und direkte Zugänge zum Magen (PEG/PEJ) möglich. Mit Hilfe von geschultem Krankenpflegepersonal können die Patienten auch in ihrer vertrauten Umgebung zu Hause betreut werden. Diese Home-Care-Teams versorgen die Patienten regelmäßig nach dem individuellen Bedarf mit den Nahrungen und der notwendigen Technik. Patienten und Angehörige lernen mit den Anwendungen umzugehen, so dass sie die Ernährungstherapie selbst durchführen können. Der Ernährungszustand wird von dem Home-Care-Team überwacht. Dies gilt auch für Patienten in Alten- und Pflegeheimen. Adressen von Home-Care-Anbietern finden Sie auf Seite 125.

Ursachen für Untergewicht oder Mangelernährung

Der tägliche Speiseplan

Um im Alter ein gesundes Gewicht zu halten, sollten täglich 30 bis 35 Kilokalorien pro Kilogramm Körpergewicht zugeführt werden. Das entspricht bei einem Körpergewicht von 60 Kilogramm einer Energiezufuhr von 1800 bis 2100 Kilokalorien. Sie können Ihren individuellen Energiebedarf auch genau berechnen (→ Seite 57 bis 59).

Auf den täglichen Speiseplan gehören mindestens 750 Gramm Obst und Gemüse, mindestens 250 Gramm Vollkornprodukte sowie mindestens 200 Milliliter Milch und Milchprodukte. Fleisch, Fisch, Eier sowie Fette und Öle sollten in Maßen gegessen werden. Die Gesellschaft für Ernährungsmedizin und Diätetik e.V. hat einen Speiseplan für Senioren zusammengestellt (siehe hintere Umschlaginnenklappe). Mit diesem wäre eine optimale Nahrungszufuhr gewährleistet, also 100 Prozent von allen Inhaltsstoffen bei insgesamt 1900 Kilokalorien.

> Einen beispielhaften optimalen Speiseplan für Senioren finden Sie auf der hinteren Umschlaginnenklappe.

Untergewicht bei Krebserkrankungen

Krebs entsteht durch das entgleiste Wachstum von Körperzellen. Je nach Entstehungsort wird der Krebs auch Lymphom, Karzinom, Sarkom oder allgemein »bösartiger Tumor« genannt. Bei Krebs funktioniert die Regulation der Zellvermehrung nicht mehr. Im Verlauf der Krebserkrankung können sich auch Tochtergeschwülste – so genannte Metastasen – in anderen Organen bilden. In der Regel geht eine Krebserkrankung mit einer starken Gewichtsabnahme einher.

Schutz vor Krebs

Es gibt keine Lebensmittel, die eine bestehende Krebserkrankung heilen, eine ausgewogene Ernährung kann jedoch das Erkrankungsrisiko senken. Die Gesellschaft für Ernährungsmedizin und Diätetik e.V. hat einige Regeln zusammengestellt, die dem Schutz vor Krebs dienen sollen.

- Essen Sie zu jeder Mahlzeit frisches saisonales und regional angebautes Obst und/oder Gemüse, einen Teil davon roh.

Untergewicht bei Krebserkrankungen

- Gehen Sie sparsam mit Fetten um, sie sollten weniger als 35 Prozent der Gesamtenergie ausmachen. Pflanzenöle und -fette mit einem hohen Gehalt an ungesättigten Fettsäuren wie Sonnenblumen-, Raps- und Olivenöl sind geeignet.
- Essen Sie regelmäßig Hülsenfrüchte und Leinsamen, da sie reich an sekundären Pflanzenstoffen und Ballaststoffen sind.
- Essen Sie nur zwei- bis dreimal pro Woche Fleisch. Öfters Seefisch und Soja in den Speiseplan einbauen.
- Vermeiden Sie es, das Fleisch scharf anzubraten, denn dadurch können Nitrosamine gebildet werden, die Krebsentstehung fördern. Meiden Sie gepökeltes Fleisch.
- Vermeiden Sie Unter- und Übergewicht. Das Ziel sollte ein BMI zwischen 19 und 25 sein (→ Seite 7 f.).
- Ernähren Sie sich ballaststoffreich, also essen Sie viel Vollkornbrot, Knäckebrot, Vollkornnudeln, Naturreis, Leinsamen, Kleie, Obst, Gemüse und Kartoffeln.
- Trinken Sie viel, jedoch Alkohol nur in Maßen und nicht täglich.
- Essen Sie nicht zu salzig (5 bis 6 Gramm Salz sind wünschenswert) und nicht zu viele geräucherte Produkte. Verwenden Sie mit Fluor angereichertes Jodsalz.

Krebs erzeugende Stoffe in Lebensmitteln

Lebensmittel und Trinkwasser können durch Fremdstoffe belastet sein, die Krebs fördernd oder sogar Krebs erzeugend sein können. Die Belastungen können bei der Herstellung, Lagerung oder Zubereitung entstehen.

- Lebensmittel, auf denen sich Schimmelpilze gebildet haben, müssen sofort entsorgt werden.
- Vermeiden Sie gepökeltes Fleisch.
- Fleisch, Fisch und Wurstwaren sollten nicht zu scharf und zu dunkel angebraten oder gegrillt werden.
- Verwenden Sie einen Elektrogrill.
- Essen Sie nicht zu viele geräucherte Lebensmittel.

Die genannten Punkte können das Krebsrisiko erhöhen. Eine einseitige und ungesunde Ernährung ist aber weit gefährlicher!

Ursachen für Untergewicht oder Mangelernährung

- Trinkwasser und Lebensmittel können auch durch chlorierte Kohlenwasserstoffe oder Bestandteile von Dünger belastet sein. Achten Sie beim Einkauf auf gute Qualität.

Gibt es eine Krebsdiät?

Eine Spezialdiät oder besondere Kostform, die den Krebs heilt, gibt es nicht. Doch eine ausgewogene Ernährung ist für alle Krebspatienten äußerst wichtig. Sie kann dabei helfen, Mangelzustände, die mit der Krankheit und der Behandlung einhergehen, zu beheben oder ihnen vorzubeugen. Durch die Ernährung kann man das Körpergewicht des Patienten steigern oder halten, das Immunsystem stärken, anstrengende Therapien unterstützen und die Lebensqualität aufrecht erhalten oder fördern.

> Krebspatienten sollten auf der Grundlage eines korrekt geführten und ausgewerteten Ernährungsprotokolls beraten werden. So kann man mögliche Schwachstellen erkennen und die Ernährung optimieren.

Ernährungsempfehlungen für Krebspatienten

- Nehmen Sie genug Energie zu sich, also 30 bis 35 Kilokalorien pro Kilogramm Körpergewicht.
- Trinken Sie ausreichend, also täglich 2 bis 2,5 Liter. Starkes Schwitzen, Fieber, Durchfall erhöhen den Bedarf.
- Essen Sie ausreichend Kohlenhydrate – sie sollten mehr als 50 Prozent der Gesamtenergiezufuhr ausmachen.
- Die Eiweißzufuhr sollte bei 1 bis 1,5 Gramm Eiweiß pro Kilogramm Körpergewicht liegen. Nehmen Sie möglichst biologisch hochwertiges Eiweiß zu sich, also eine Kombination von pflanzlichem und tierischem Eiweiß.
- Der Fettbedarf liegt bei 30 Prozent der Gesamtenergiezufuhr. Bevorzugen Sie pflanzliche Fette, die reich an ungesättigten und arm an gesättigten Fettsäuren sind.
- Nehmen Sie ausreichend Ballaststoffe zu sich, das heißt mindestens 30 Gramm pro Tag.
- Sorgen Sie dafür, dass Ihr Bedarf an Vitaminen und Mineralstoffen gedeckt wird. Sie unterstützen den Organismus durch ihre antioxidative Wirkung bei der Krebsabwehr.

Untergewicht bei Krebserkrankungen

Etwa die Hälfte der Krebspatienten wird geheilt, und diese können durch eine gesunde Ernährung einen Rückfall oder das Auftreten eines Zweittumors verhindern.

Ernährung von Krebspatienten

Bei nicht geheilten Patienten, oder wenn nach einer Operation beispielsweise ein Darmabschnitt entfernt oder ein künstlicher Darmausgang gelegt wurde, können spezielle ernährungsmedizinische Maßnahmen notwendig werden. Die Prinzipien einer gesunden Ernährung sind die Grundlage, doch zusätzlich müssen krebsspezifische Besonderheiten des Patienten berücksichtigt werden.

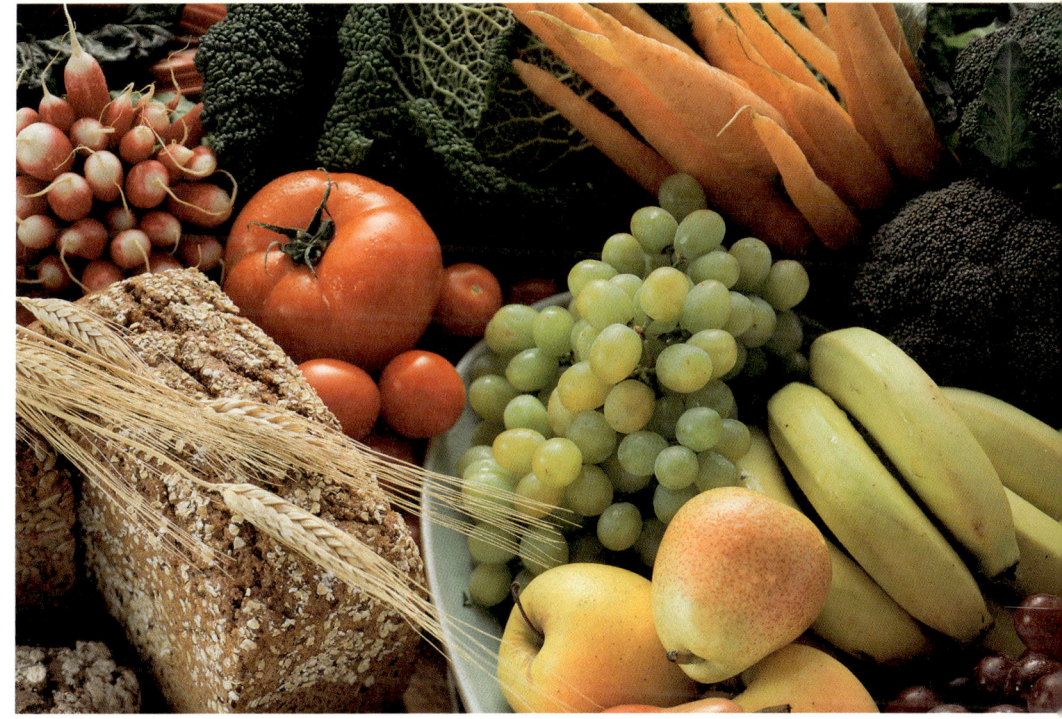

Obst, Gemüse und Vollkornprodukte sind unentbehrliche Bestandteile einer gesunden Ernährung.

Ursachen für Untergewicht oder Mangelernährung

Die Krebserkrankung selbst wie auch die verschiedenen Verfahren der Krebstherapie können Veränderungen auslösen, die den Ernährungszustand des Patienten in vielen Fällen bis hin zur Mangelernährung verschlechtern. Bei bis zu 50 Prozent der medizinisch behandelten Krebspatienten findet man eine Mangelernährung. 20 Prozent aller durch Krebs bedingten Todesfälle sind auf eine Mangelernährung zurückzuführen. Da krebsbedingte Verschlechterungen des Ernährungszustands an der Tagesordnung sind, sollte jeder Krebspatient als Risikopatient eingestuft und entsprechend überwacht und behandelt werden.

Zu den Krebsarten, die besonders stark zu einer Verschlechterung des Ernährungszustands beitragen, gehören bösartige Tumoren des Magen-Darm-Trakts. Bei Untersuchungen von 3000 Patienten fand man heraus, dass 80 Prozent der Patienten mit Magen- oder Pankreaskarzinom mehr als 10 Prozent ihres üblichen Gewichtes verloren hatten. Bei 30 bis 40 Prozent der Patienten mit Lungenkarzinom war schon vor der Diagnose ein Gewichtsverlust von mehr als 5 Prozent eingetreten.

Hohe Gewichtsverluste sind gefährlich

Jeder dritte Krebspatient weist bei der Aufnahme in die Klinik einen Gewichtsverlust von 10 Prozent auf. Diese Auszehrung (Kachexie) kann zu einer höheren Infektanfälligkeit und damit beispielsweise zu Pneumonien und Harnwegsinfektionen, geringerer Widerstandsfähigkeit und schlechteren Wundheilung sowie zu Störungen der Organfunktion führen. Der allgemeine Kräfteverfall verstärkt die Appetitlosigkeit und Apathie der Tumorpatienten.

Ursachen für die Mangelernährung sind zum einem die tumorbedingten Vorgänge im Körper, denn konsumierende Erkrankungen wie Krebs zehren an der Substanz. Zum anderen führen Behandlungen wie Strahlen- oder Chemotherapie zu Gewichtsverlust. Die starken Nebenwirkungen dieser Behandlungen, wie Schmerzen, Kau- und Schluckbeschwerden, Übelkeit und Erbrechen, veränderte Ge-

Gewichtsverluste von 10 bis 20 Prozent sind besonders gravierend für einen tumorgeschwächten Körper und verschlechtern den Gesundheitszustand.

schmackswahrnehmung und Abneigung gegenüber bestimmten Nahrungsmitteln, haben zur Folge, dass der Patient zu wenig isst. Die starke psychische Belastung durch die Krankheit kommt erschwerend hinzu. Die Bedeutung des Ernährungszustandes wird sehr unterschätzt. Fachleute fordern daher, frühzeitig darauf zu achten, dass der Patient nicht zu viel abnimmt. Eine entsprechende Versorgung mit Energie und Mineralstoffen bereits vor einer Behandlung ist besonders wichtig, damit der tumorgeschwächte Körper vor der Therapie aufgepäppelt wird. Dies kann dem Krebspatienten dabei helfen, die belastende Krankheit besser zu überstehen. Konkrete Hinweise zum Umsetzen der Tipps bekommen Sie im weiteren Verlauf des Kapitels.

Tipps zur Stabilisierung des Körpergewichts während der Krebstherapie

- Der BMI (→ Seite 7f.) sollte mindestens bei 20 liegen.
- Hochkalorische Nahrung, besonders eiweißreiche Lebensmittel auswählen.
- Mehrere kleine Mahlzeiten sollten über den Tag verteilt werden.
- Bei Abneigung gegenüber Fleisch sollte dieses durch Milchprodukte ersetzt werden.
- Geruchsarme und mild gewürzte Speisen bevorzugen.
- Bei Kau- oder Schluckbeschwerden weiche oder pürierte Kost auswählen.
- Energiereiche Zusatznahrung und Nährstoffergänzungen nehmen.
- Bei Durchfällen Mineralstoff- und Flüssigkeitsausgleich beachten.
- Einnahme von Multivitamin- und Mineralstoffpräparaten.

Zusatznahrung bei hohem Gewichtsverlust

Viele Krebspatienten haben sowohl während als auch nach der Tumorbehandlung Probleme, sich wie bisher zu ernähren. Die Begleiterscheinungen der Erkrankung und der Behandlung machen Essen und Trinken zum Problem, zusätzlich kann der Körper nicht mehr so gut die Inhaltsstoffe der Nahrung aufnehmen. Einige Beeinträchtigungen sind vorübergehend, andere sind von Dauer.

Ursachen für Untergewicht oder Mangelernährung

Bei einem starken Gewichtsverlust von 10 Kilogramm und mehr innerhalb von drei Monaten und vor allem dann, wenn der Body-Mass-Index unter 19 liegt (→ Seite 7 f.), sollte unbedingt eine Zusatznahrung eingesetzt werden. Das Hauptaugenmerk ist hierbei auf die ausreichende Energieversorgung zu richten.

Zur Energieanreicherung der Mahlzeiten und Getränke eignen sich besonders Kohlenhydratträger wie Traubenzucker, Haushaltszucker, Maltodextrin 19®, Duocal®, außerdem Fette wie hochwertige Margarine, Olivenöl, Rapsöl, Crème fraîche oder Sahne. Die beiden Letzteren sollten allerdings nur ab und zu ergänzend eingesetzt werden, da sie ungünstige gesättigte Fettsäuren enthalten.

Fett bietet eine gute Möglichkeit, mit wenig Volumen eine hohe Kalorienmenge zu sich zu nehmen, doch prinzipiell sind pflanzliche Fette den tierischen Fetten vorzuziehen. Liquigen MCT® oder Solagen® sind zwei diätetische Lebensmittel auf Fettbasis, die sehr gut zur Anreicherung eingesetzt werden können.

Eiweißkonzentrate wie ResourcE® Protein 88 oder Diaprotein helfen, den Eiweißbedarf zu decken. Dieser ist bei Krebspatienten erhöht, da das Immunsystem sehr stark beansprucht wird und außerdem die Gefahr für Untergewicht und Unterernährung sehr groß ist.

> Mehr über die Zusatz- und Ergänzungsnahrung erfahren Sie auf Seite 67 bis 73.

Was tun bei den massiven Nebenwirkungen der Krebstherapie?

Im Folgenden bekommen Sie zahlreiche Anregungen und Tipps, wie Sie sich bei konkreten Nebenwirkungen der Krebstherapie verhalten können.

Appetitlosigkeit

Es ist schwierig, etwas zu essen, wenn man nicht hungrig ist und auch keinen Appetit verspürt. Folgende Tipps können es leichter machen.

- Machen Sie aus den Mahlzeiten etwas ganz Besonderes.
- Essen Sie öfter kleinere Mahlzeiten. Große Portionen könnten leicht abschrecken und den Appetit verderben.

Untergewicht bei Krebserkrankungen

- Schaffen Sie eine angenehme Atmosphäre während der Mahlzeiten, beispielsweise eine hübsche Tischdekoration, denn das Auge isst bekanntlich mit.
- Nehmen Sie die Speisen wenn möglich im Kreise vertrauter Menschen ein.
- Verwenden Sie beim Kochen keine scharfen Gewürze wie Pfeffer, Paprika, Chili oder Curry. Kräuter können diverse Speisen geschmacklich aufwerten. Würzen Sie nach Bedarf am Tisch nach. Salzen Sie erst am Tisch, aber versalzen Sie Ihre Speisen nicht. Die Geschmacksschwelle für bitter ist herabgesetzt, für Süßes ist erhöht.
- Trinken Sie eine Stunde vor dem Essen einen Aperitif, ein Glas Wein oder Bier, dies wirkt appetitanregend (vorher den Arzt fragen!).

Übelkeit und Erbrechen

Während und nach der Chemo- und der Strahlentherapie können Übelkeit und Erbrechen zu einem Problem werden. Bei Erbrechen muss auf jeden Fall die Flüssigkeitszufuhr erhöht und Mineralstoffverlust ausgeglichen werden.

- Es hat sich oft bewährt, einige Stunden vor der Behandlung nichts zu essen.
- Fruchtsäfte, Tees oder klare Brühen sind bekömmlich. Sie werden gut vertragen, wenn man sie über den Tag in kleinen Schlucken trinkt.
- Zwingen Sie sich nicht zum Essen.
- Nach oder während der Behandlung sollte die Kost fettarm, gut verträglich und mild gewürzt sein.
- Essen Sie langsam und kauen Sie sorgfältig.
- Gönnen Sie sich Ruhe beim Essen. Legen Sie sich nach dem Essen hin, lagern Sie aber den Kopf höher als die Beine. Die rechte Seitenlage begünstigt die Verdauung.
- Lutschen Sie bei Bedarf Fruchtdrops oder Pfefferminzbonbons.

Bei Übelkeit und Erbrechen geeignete Speisen und Getränke

- Fleisch- oder Gemüsebrühe mit Reis- oder Nudeleinlage
- Gekochtes, mageres Rindfleisch, Kalb- oder Hühnerfleisch

Ursachen für Untergewicht oder Mangelernährung

- Leicht verdauliches Gemüse (beispielsweise Möhren, Spinat, Zucchini, Brokkoli)
- Nudeln, Reis, Kartoffeln, eventuell Kartoffelpüree
- Milchspeisen (beispielsweise Grießbrei)
- Kompotte oder Frischobst
- Tees aus Minze, Kamille, Melisse, Salbei, Kümmel und Anis, Schwarztee
- Milde Fruchtsäfte (beispielsweise Pfirsichsaft, Bananensaft oder Birnensaft)
- Mineralwasser möglichst ohne Kohlensäure

Mundtrockenheit, verminderter Speichelfluss

In diesem Fall hilft nur trinken, trinken, trinken, und zwar regelmäßig kleine Mengen. Günstig sind verschiedene Teesorten, Mineralwasser oder Saftschorlen. Milch ist nicht geeignet, weil sie zur Schleimbildung im Rachenraum führen kann.

- Essen Sie Gerichte mit reichlich Sauce, beispielsweise Ragouts. Auch Cremes und Geleespeisen sind empfehlenswert. Trinken Sie zu allen Mahlzeiten genug.
- Trinken Sie häufig kleine Mengen: insbesondere Pfefferminztee, schwarzen Tee mit Zitrone oder Säfte aus Zitrusfrüchten (die Säure fördert den Speichelfluss).
- Kauen Sie Kaugummi, dies regt den Speichelfluss an.
- Achten Sie auf eine hohe Luftfeuchtigkeit in Ihren Räumen.
- Beachten Sie: Saure Speisen regen den Speichelfluss an, salzige Speisen machen einen dünnen und suße Speisen einen zähen Speichel.

Geschmacksveränderungen oder -verlust

Bestrahlungen im Kopf- und Halsbereich sowie einige Medikamente zur Krebstherapie können das Geschmacksempfinden verändern. Auch ein Zinkmangel hat Veränderungen des Geruchs- und Geschmacksempfindens zur Folge. Krebskranke haben oft plötzlich eine Abneigung gegen Speisen, die sie vor der Erkrankung besonders gern

Untergewicht bei Krebserkrankungen

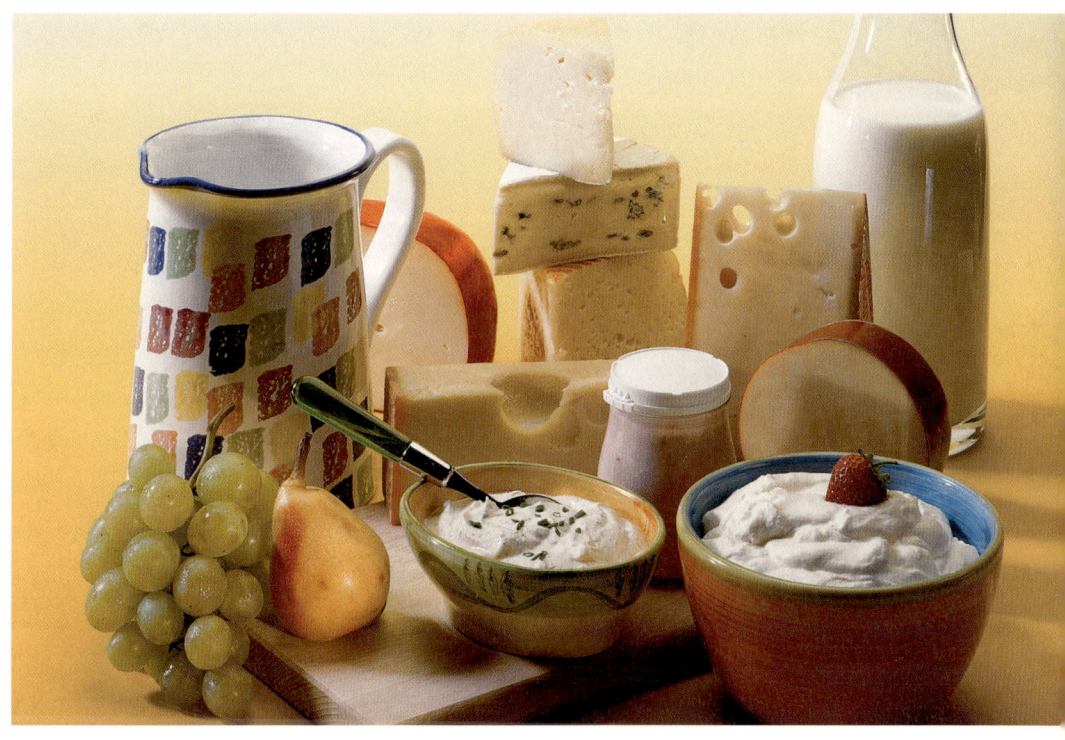

Milchprodukte sind wichtig, um den Eiweißbedarf zu decken.

mochten. Probieren Sie einfach aus, was Sie essen und trinken möchten und entdecken Sie neue Lieblingsspeisen.

Allerdings kann die Geschmacksbeeinträchtigung zu einer einseitigen Ernährung führen. Sprechen Sie mit Ihrem Arzt, wie Energie, die lebensnotwendigen Mineralstoffe und Vitamine zugeführt werden können. Dafür gibt es Multivitamin-Mineralstoff-Tabletten wie Centrum®, Eunova forte®, Multibionta® oder auch spezielle Zusatznahrung.

Häufig liegt eine spontane Abneigung gegen Fleisch und Wurst vor. Um den Eiweißbedarf zu decken, müssen Sie darum vermehrt Getreide essen (wenn Sie es vertragen), Sojaprodukte, Milch und Milchprodukte. Sie können auch Eiweißkonzentrate verwenden oder eiweißreiche Zusatznahrung (→ Seite 71f.).

Ursachen für Untergewicht oder Mangelernährung

Die hier genannten Mittel zur Energieanreicherung und zum Andicken von Speisen bekommen Sie in der Apotheke.

Kau- und Schluckbeschwerden

Sie treten häufig während einer Strahlenbehandlung im Kopf- und Halsbereich auf. Trinken Sie ausreichend und wählen Sie eine weiche bis dickflüssige Ernährung. Grundsätzlich gilt:

- Alle Speisen und Getränke können zusätzlich mit Maltodextrin zur Energieerhöhung angereichert werden.
- Flüssige Speisen können leicht bis stark angedickt werden, beispielsweise mit ResourcE® Protein 88 ThickenUp oder Quick & Dick®.

Bei Kau- und Schluckbeschwerden geeignete Speisen

- Dickflüssige und pürierte Kost
- Milchsuppen, Cremesuppen, dicke pikante Suppen
- Grießbrei, Haferflockenbrei
- Gehacktes mit Sauce
- Gemüse, Kartoffeln mit reichlich Sauce
- Quarkspeisen, Cremes, Puddings
- Jogurt, Dickmilch, Kefir, Sauermilch
- Milchmixgetränke mit Sahnebeimischung
- Tee, Milchkaffee, Milch, Kakao
- Obst und Gemüsesäfte

Entzündungen der Mundschleimhaut und/oder der Speiseröhre

Die bei der Chemotherapie verwendeten Medikamente können Entzündungen der Schleimhaut im Mund- und Rachenraum und in der Speiseröhre verursachen. Häufig muss man einige Lebensmittel ausprobieren um herauszufinden, welche man verträgt. Ist das Kauen und Schlucken fester Nahrungsmittel schmerzhaft, empfiehlt sich eine weiche oder pürierte Kost. Bei Flüssigkeiten kann man einen Strohhalm verwenden, der zwischen die Zähne eingeklemmt wird, um Verletzungen im Mundbereich zu vermeiden.

- Spülen Sie den Mund und Rachen mehrmals täglich mit Salbeitee aus.
- Trinken Sie häufig kleine Mengen Kräuter- oder Früchtetee und Mineralwasser mit wenig oder keiner Kohlensäure.

Untergewicht bei Krebserkrankungen

- Essen Sie trockene Lebensmittel immer mit Flüssigkeit, beispielsweise Kartoffeln mit Sauce, Brot mit Milch.

Zu vermeiden bei Entzündungen im Mundbereich

- Heiße, zu salzige, stark gewürzte Speisen und Suppen
- Scharfe Gewürze wie Pfeffer, Paprika, Curry, Chili
- Geräuchertes, Geröstetes (Kaffee), Fermentiertes (schwarzer Tee) und stark Gezuckertes
- Saure Fruchtsäfte und kohlensäurehaltige Getränke
- Saures Obst (Johannisbeeren, Orangen, Grapefruit)
- Tomatensuppe und Tomatensauce wegen der Säure
- Grobe Brotsorten

Durchfall (Diarrhoe)

Erste und wichtigste Maßnahme bei anhaltendem Durchfall ist der Ersatz der verlorenen Flüssigkeit. Je mehr Sie trinken, umso besser! Schwarzer Tee, Kamillentee oder Fencheltee mit etwas Salz sollte immer bereit stehen und in kleinen Mengen über den Tag verteilt getrunken werden.

Beginnen Sie sobald wie möglich wieder mit der Nahrungsaufnahme, für den Anfang sind Reisschleim-, Haferschleim- oder Möhrensuppe mit Salz gut geeignet. Gehen Sie allmählich zu einer leichten, fettarmen Kost über.

Milchprodukte werden zunächst nicht so gut vertragen. Wenn es Ihnen besser geht, beginnen Sie mit kleinen Mengen Jogurt, Käse oder Sauermilch. Treten keine Beschwerden auf, können Sie die Mengen steigern. Wenn die Darmschleimhaut stark beschädigt und die Nährstoffaufnahme über den Darm gestört ist, sollte mit dem Arzt darüber gesprochen werden, ob Trink- oder Sondennahrung eingesetzt werden sollte, oder ob eine parenterale Ernährung notwendig ist, bei der die Nährlösungen unter Umgehung des Darmes per Infusion direkt in die Blutbahn gegeben werden. Olivenöl enthaltende Parenteralia sind anderen Infusionen überlegen.

Ursachen für Untergewicht oder Mangelernährung

> **Was tun bei Durchfall**
>
> - Nehmen Sie täglich 2 bis 2,5 Liter Flüssigkeit zu sich.
> - Trinken Sie reichlich Tee mit etwas Salz und klare entfettete Brühen.
> - Heidelbeersaft, Kakao (mit Wasser zubereitet), Banane, geriebener Apfel, Möhrensuppe, Pektin und Plantago-Ovata-Samenschalen wirken leicht stopfend.
> - Als Wiedereinstieg in den normalen Menüplan eignet sich eine leichte, fett- und ballaststoffarme Kost:
> - Zwieback, Frischkäse, Weißbrot, Reis, Nudeln, Kartoffeln, gedämpftes Gemüse, mageres Fleisch.
> - Kalte Getränke oder Lebensmittel direkt aus dem Kühlschrank sollten vermieden werden, ebenso wie Säfte, Kaffee und kohlensäurehaltige Getränke.
> - Vermeiden Sie rohes Obst und Gemüse, Salate und Vollkornprodukte.

Milchzuckerunverträglichkeit (Laktoseintoleranz)

Ist die Darmschleimhaut geschädigt, kann sich eine Milchzuckerunverträglichkeit entwickeln. Dies ist bei Krebspatienten recht häufig der Fall und sollte bei Symptomen wie Blähungen oder Durchfall in Betracht gezogen werden. Milchzucker (Laktose) ist ein Kohlenhydrat, das im Darm durch das Enzym Laktase aufgespalten und danach resorbiert wird. Wenn zu wenig von dem Enzym vorhanden ist, oder wenn es fehlt, kann der Milchzucker nicht verarbeitet werden.

Je nach Schweregrad der Laktoseintoleranz sollten die Patienten ihren Konsum an Milch und laktosehaltigen Nahrungsmitteln einschränken oder diese ganz meiden. Zur Deckung des Eiweiß- und Kalziumbedarfes sollte man auf andere Nahrungsquellen wie Fleisch, Fisch, Sojaprodukte, Nüsse ausweichen. Es kann auch eine zusätzliche Einnahme von Kalziumpräparaten (z. B. CalciAPS) erforderlich werden.

Bei Milchzuckerunverträglichkeit hat sich die Einnahme von Laktasepräparaten (beispielsweise Kerutabs® von APH-Allergie, Emmerich) bewährt, sie sind preiswert und rezeptfrei in jeder Apotheke erhältlich. Auch gibt es heute nahezu laktosefreie Milch im Handel (L-Minus-Milch von Omira). Laktoseintoleranz kommt auch bei ansonsten ge-

Wenn im Darm das Enzym Laktase nicht oder in zu geringen Mengen vorhanden ist, kann Milchzucker nicht oder nur schlecht aufgespaltet werden.

Untergewicht bei Krebserkrankungen

Mäßig laktosearme Kost

Eine mäßig laktosearme Kost enthält weniger als 8 bis 10 Gramm Laktose pro Tag, maximal 5 Gramm pro Mahlzeit.
- Lassen Sie Milch und Trockenmilchprodukte sowie alle damit oder mit Molkenpulver hergestellten Zubereitungen weg.
- Meiden Sie Backwaren, die mit Milch, Milchpulver, Molkenpulver oder Laktose (Milchzucker) angereichert sind. Das sind einige Brotsorten, Milchbrötchen, Zwieback, viele Kuchen- und Kekssorten.
- Meiden Sie laktosehaltige Fertigprodukte wie Wurstwaren, Fertigsuppen, Fertigsaucen und Schokoladenerzeugnisse.
- Nehmen Sie laktosefreien Kaffeeweißer oder laktosefreie Spezialdrinks anstelle von Kaffeesahne oder Kondensmilch.
- Meiden Sie laktosereiche Käsesorten wie Frisch-, Hütten-, Schicht-, Schmelz- und Kochkäse.
- Nehmen Sie zusätzlich Laktase ein, beispielsweise als Kerulac® oder Kerutabs®.

Viele Menschen leiden unter einer mehr oder weniger ausgeprägten Milchzuckerunverträglichkeit. Es gibt verschiedene laktosearme Produkte und Enzympräparate im Handel, die eine entsprechende Ernährung erleichtern.

Streng laktosearme (laktosefreie) Kost

Bei einer streng laktosearmen, nahezu laktosefreien Kost nehmen Sie weniger als 1 Gramm Laktose pro Tag zu sich.
- Halten Sie sich an die Beschränkungen und Empfehlungen zur laktosearmen Kost. Zusätzlich streichen Sie alle Lebensmittel von Ihrem Speisezettel, die geringe Mengen an Laktose enthalten.
- Verzichten Sie auf Butter und laktosehaltige Margarine.

sunden Menschen vor, durch eine entsprechende Diät ist sie gut in den Griff zu bekommen.

Nahrung mit Ergänzungsmitteln anreichern

Bei starkem Gewichtsverlust sollte das Hauptaugenmerk auf die ausreichende Energieversorgung gerichtet werden. Zur Anreicherung der Kost eignen sich Kohlenhydrate wie Traubenzucker, Haushaltszucker, Duocal® oder Maltodextrin 19®, Eiweißkonzentrate wie ResourcE®

Ursachen für Untergewicht oder Mangelernährung

Protein 88 oder Diaprotein® sowie Fette wie Olivenöl oder Liquigen MCT®. Um die durch den Gewichtsverlust entstandenen Defizite von Nähr- und Wirkstoffen schnellstmöglich zu beheben, empfehlen sich industriell gefertigte Trink- und Sondennahrungen (→ Seite 67 bis 73). In den Rezepten ab Seite 84 finden Sie zahlreiche Anregungen, wie Sie Ihre tägliche Kost mit Zusatznahrung anreichern können.

HIV-Infektion und AIDS

Der Ernährungszustand kann den Verlauf einer HIV-Infektion und der AIDS-Erkrankung entscheidend mitbestimmen. HIV-Infizierte sollten so früh wie möglich diätetisch beraten werden, so dass es möglichst zu keiner Gewichtsabnahme kommt. Die Erhaltung der Körpermasse spielt eine entscheidende Rolle für das Überleben.

Verbreitung von HIV-Infektionen und AIDS

Seit etwa 20 Jahren ist der HI-Virus bekannt. Trotz intensiver Forschungen ist es der Wissenschaft noch nicht gelungen, ein wirksames Mittel dagegen zu finden. AIDS gilt nach wie vor als unheilbar.

Weltweit sind derzeit 36 Millionen Menschen mit HIV (**h**uman **i**mmunodeficiency **v**irus = menschliches Immunschwächevirus) infiziert. In Deutschland gab es Ende 2002 laut Angaben der Weltgesundheitsorganisation (WHO) rund 37 000 HIV-infizierte Menschen. Geschätzte 5,3 Millionen Menschen, darunter 600 000 Kinder unter 15 Jahren haben sich alleine im Jahr 2000 mit dem tödlichen Virus angesteckt, das AIDS (**a**cquired **i**mmune **d**eficiency **s**yndrome) verursacht.
In Osteuropa leben derzeit rund 700 000 AIDS-Kranke, das sind 60 Prozent mehr als im Jahr 1999. An dem verheerenden Anstieg der Neuinfektionen in Osteuropa, aber auch in Zentralasien ist nach Ansicht der WHO der steigende Drogenkonsum und die Verwendung von verunreinigten Nadeln beim Drogenmissbrauch schuld. Die weltweit größte Zahl an AIDS-Kranken gibt es in Kenia, Tansania, Uganda, Simbabwe und der Elfenbeinküste. Seit die Krankheit in den 1980er Jahren bekannt wurde, sind etwa 22 Millionen Menschen daran gestorben.

HIV-Infektion und AIDS

Mit guter Ernährung das Leben verlängern

Der HI-Virus schädigt das Immunsystem bis zum völligen Versagen. Dadurch ist der Körper des Infizierten sämtlichen Erregern schutzlos ausgeliefert, insbesondere im fortgeschrittenen Stadium. Keime, die beim Gesunden ungefährlich sind, können bei HIV-Infizierten schwere Krankheiten, wie beispielsweise eine Lungenentzündung auslösen.

Das als AIDS bezeichnete Endstadium der Erkrankung geht mit dem so genannten Wasting-Syndrom einher, einer schweren Form der Mangelernährung, die durch Gewichtsabnahme von mehr als 10 Prozent des Ausgangsgewichts, Durchfälle und/oder Fieber gekennzeichnet ist. Eine ausreichende Ernährung und spezielle Zusatznahrung ist die Grundvoraussetzung zur Therapie des Wasting-Syndroms. Bei HIV-Infizierten oder bei AIDS-Patienten sind Mangelernährung und Auszehrung sehr häufig, darum haben ernährungsmedizinische Maßnahmen in der Therapie eine zentrale Bedeutung. Beobachtungen sprechen dafür, dass HIV-Kranke, die unter Mangelernährung leiden, früher Symptome von AIDS entwickeln als Infizierte, die gut ernährt sind.

Bei HIV-Infizierten spielt die Ernährung eine entscheidende Rolle. Der Virus schwächt das Immunsystem und führt zu Mangelernährung, dem kann man mit entsprechenden Ernährungsmaßnahmen begegnen.

Drastische Gewichtsabnahme schon in einem frühen Stadium

Bereits im Frühstadium der HIV-Infektion verliert nahezu jeder dritte Patient an Gewicht. 30 Prozent der Patienten im Stadium I und II sowie 90 Prozent der Patienten im Stadium III sind mangelernährt. Der mittlere Gewichtsverlust eines Patienten im Verlauf der Erkrankung beträgt 13 bis 15 Kilogramm. Verliert ein Patient in drei Monaten mehr als 5 Prozent seines Ausgangsgewichts oder mehr als 10 Prozent in sechs Monaten, deutet dies auf eine Mangelernährung hin. Charakteristischerweise wird Körperzellmasse (**b**ody **c**ell **m**ass = BCM) abgebaut, während der Anteil der Fettmasse konstant bleibt.

Der Gewichtsverlust geht mit einer drastischen Verschlechterung der Lebensqualität, insbesondere mit Schwäche und Müdigkeit einher. Eine Gewichtsabnahme um 10 Prozent erhöht das Sterberisiko bereits

Ursachen für Untergewicht oder Mangelernährung

um das Achtfache. Wenn die Körperzellmasse auf 54 Prozent des Normwertes abnimmt bzw. das Gewicht auf 66 Prozent des Idealgewichts sinkt, ist der Patient nicht mehr lebensfähig.

Die Ursachen für eine Mangelernährung bei HIV-Infizierten setzen sich aus vielen Faktoren zusammen und sind noch unzureichend erforscht. Zur Diskussion stehen eine verminderte Nahrungsaufnahme, hervorgerufen durch Appetitlosigkeit, Erbrechen, Schluckstörungen, körperliche Schwäche, Depressionen, Medikamentennebenwirkungen und/oder Infektionen der Mundhöhle. Auch eine schlechte Verwertung der Nährstoffe im Darm, Stoffwechselveränderungen oder opportunistische Infektionen können mit einem Gewichtsverlust im Zusammenhang stehen.

Erhöhter Nährstoffbedarf bei AIDS-Patienten

Bei bis zu 50 Prozent der HIV-infizierten Patienten im Stadium AIDS werden die Nährstoffe im Darm nur noch unzureichend verwertet. Die Aufnahme von Vitaminen und Mineralstoffen ist dadurch trotz ausreichender Zufuhr vermindert, gleichzeitig ist der Bedarf durch die Krankheit erhöht, so dass Mangelzustände entstehen können.

Der Ernährungs- und Allgemeinzustand kann durch die Gabe von B-Vitaminen, Selen, Zinkhistidin und Betakarotin verbessert werden. Epidemiologische Beobachtungen zeigen, dass eine verminderte Aufnahme von B-Vitaminen und Zink mit einer kürzeren Überlebenszeit einhergeht. Der Vitaminbedarf kann durch handelsübliche Kombipräparate abgedeckt werden. Allerdings ist hierbei Vorsicht geboten, denn viele Patienten nehmen viel zu hohe Dosen ein. Bei wasserlöslichen Vitaminen ist dies kein Problem, bei den fettlöslichen Vitaminen A, D, E und K kann es jedoch zu einer Überdosierung kommen.

Insbesondere im Stadium AIDS wird zudem häufig eine erhöhte Stoffwechselaktivität beobachtet, was bedeutet, dass der Körper mehr Energie verbraucht. Gründe für den erhöhten Grundumsatz können wiederkehrende Fieberschübe, Infektionen oder bestehende HIV-assoziierte bösartige Tumore sein. Fieber ist für die Energiebilanz des Or-

Bei einer Gewichtsabnahme von mehr als 10 Prozent müssen gezielte Maßnahmen zur Stabilisierung des Gewichts ergriffen werden. Am effektivsten geschieht das durch energiereiche, hochkalorische Kost und industriell hergestellte Trinknahrung.

HIV-Infektion und AIDS

ganismus insofern bedeutend, weil mit jedem Grad Celsius der Energiebedarf um 10 bis 15 Prozent steigt, gleichzeitig geht Fieber meist mit Appetitlosigkeit einher. Für eine Mangelernährung kann auch eine Funktionsstörung der Schilddrüse oder eine Nebenniereninsuffizienz verantwortlich sein.

Mit Ersatznahrung den Vitamin- und Mineralstoffbedarf sichern

In jedem Fall muss die Mangelernährung gestoppt und der Patient vor Auszehrung bewahrt werden. Dies geschieht durch Zusatz- oder Ersatznahrung, die oral oder über eine Sonde verabreicht wird. Heute kann auch Sondenernährung und sogar die parenterale Ernährung zu Hause erfolgen, spezialisiertes Krankenpflegepersonal von Home-Care-Teams übernimmt dann die Versorgung.

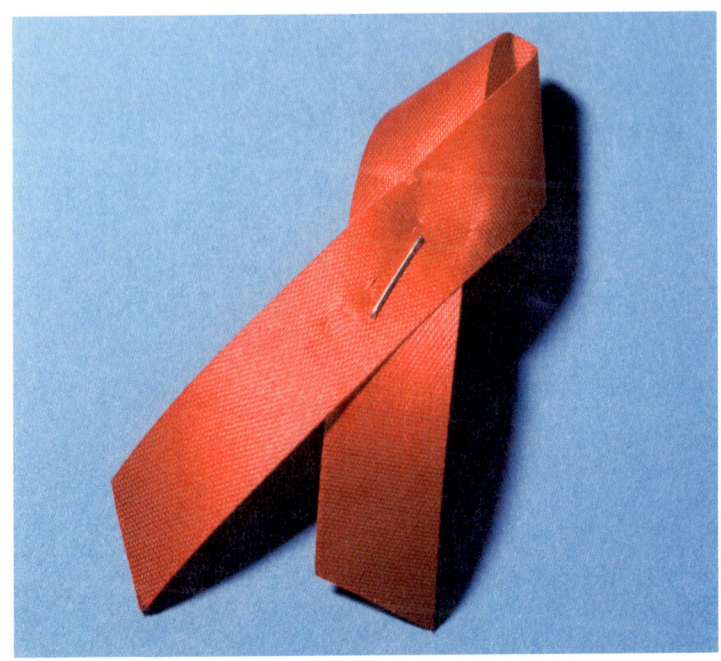

Die rote AIDS-Schleife gilt als Zeichen der Solidarität mit an AIDS Erkrankten. Seit 1992, als nahezu alle Filmstars sie bei der Oscarverleihung trugen, ist das Symbol weltweit verbreitet.

Ursachen für Untergewicht oder Mangelernährung

Ein schlechter Ernährungszustand schädigt die Immunabwehr und schränkt die Funktionen im Magen-Darm-Trakt ein. Bei HIV-Infizierten entsteht ein Teufelskreis: HIV-Infektion – Verminderung der Immunabwehr – Verlust an Körpermasse (Wasting-Syndrom) – Eingeschränkte Magen-Darm-Funktionen – Minderung der Immunabwehr – Fortschreiten der HIV-Infektion...

Spezielle Ernährungsprobleme bei HIV-Infizierten

Der Ernährungszustand eines HIV-Infizierten sollte genau beobachtet werden. Am besten wird regelmäßig das Körpergewicht gemessen und durch eine Bioelektrische Impedanz Analyse (BIA) die Körperzusammensetzung festgestellt, insbesondere der Anteil der Körperzellmasse. Die wesentlichen Ziele einer Ernährungstherapie sind die Erhaltung von Gewicht und Körperzellmasse.

Mit fortschreitendem Immundefekt treten immer mehr Ernährungsprobleme auf, verbunden mit einem ungewollten Gewichtsverlust. Die Probleme hängen häufig mit einer Medikamenteneinnahme oder akuten Infektion zusammen.

Appetitlosigkeit

Ein Verlust an Appetit ist oft das erste Ernährungsproblem und entwickelt sich schleichend. Die Ursachen können vielfältig sein, z.B. körperliche Beschwerden, Medikamente, aber auch Angst und Einsamkeit. Der Patient sollte mehrere kleine Mahlzeiten am Tag zu sich nehmen, dies ist besser, als einen Teller übervoll zu machen und ihn dann nicht leer essen zu können. Die Mahlzeiten sollten abwechslungsreich und appetitlich angerichtet sein. Essen in der Gesellschaft lenkt vom Leidensdruck ab und bringt den Patienten dazu, mehr zu essen.

Kau- und Schluckbeschwerden

Schmerzen oder Behinderungen beim Kauen und Schlucken haben häufig organische Ursachen. Wenn das Kauen und Schlucken schwer fällt oder schmerzt, nimmt man dickflüssige und pürierte Kost zu sich.

HIV-Infektion und AIDS

Eine hochkalorische Zubereitung ist hier besonders wichtig, da meist nur kleine Mengen verspeist werden. Bei Mundtrockenheit fördert Pfefferminztee den Speichelfluss. Milch fördert die Schleimbildung, daher sollte sie bei Mundtrockenheit vermieden werden.

Übelkeit und Erbrechen

Oft sind Medikamente die Auslöser der Übelkeit. Besser verträgliche Alternativen oder eine andere Tagesaufteilung durch den Arzt können dieses Problem beseitigen oder mildern. Alle Lebensmittel und Speisen, die wegen ihres Geruchs und Geschmacks Aversionen verursachen, sollten gemieden werden. Übelkeit und Erbrechen können durch gründliches Kauen und langsames Essen reduziert werden. Auf zu süße, fettige, stark gewürzte Speisen sollte man verzichten. Gut verträglich sind »trockene« Lebensmittel wie Cracker, Toast, Zwieback oder klare Brühen, Hafer- oder Grießbrei, Kartoffelpüree oder Kompotte.

Durchfall

Durchfälle treten bei jedem zweiten bis fünften HIV-infizierten Patienten auf und sind oft das erste Magen-Darm-Symptom von AIDS. Bei Durchfall sollte man auf eine ausreichende Flüssigkeitszufuhr achten und Mineralstoffverluste – insbesondere Kalium, Zink und Magnesium – ausgleichen. Dazu sollen täglich mindestens 3 Liter Flüssigkeit, beispielsweise Tee mit Traubenzucker und 1 Prise Salz, getrunken werden. Die Nahrung sollte leicht verdaulich sein, beispielsweise Reis, Kartoffeln, altbackenes Brot oder Zwieback.

Bei anhaltendem Durchfall ist der Arzt aufzusuchen. Da bei HIV-Infizierten häufig in der Dünndarmschleimhaut das Enzym Laktase vermindert ist, kann es zu einer Laktoseintoleranz (→ Seite 34) kommen. In diesem Fall ist je nach Schweregrad eine milchzuckerfreie oder -arme Diät einzuhalten und das Enzym Laktase in Form von Tabletten zu verabreichen.

Wenn die Fettverwertung gestört ist, sollten übliche Streich- und Kochfette durch leicht resorbierbare MCT-Fette (mittelkettige Triglyceride, Reformhaus) ersetzt werden.

> Viele Patienten meiden das Essen, um Durchfälle zu verhindern. Dies ist jedoch wenig sinnvoll, da es die Unterernährung nur vorantreibt.

Ursachen für Untergewicht oder Mangelernährung

Hygieneempfehlungen

Zur Vermeidung von Lebenmittelinfektionen müssen die Patienten Grundregeln der Hygiene erlernen. Speisen, die aus rohen oder halbgefrorenen tierischen Lebensmitteln hergestellt werden, sind zu meiden. Insbesondere von Lebensmitteln, die rohe Eier enthalten, ist abzuraten. Dazu gehören Cremespeisen, Tiramisu, Mousse au chocolat, hausgemachte Mayonnaise und Eiersaucen wie Sauce hollandaise. Ernährungsexperten warnen auch vor Rohmilch, Rohmilchkäse, ungegartem Fleisch wie Hackfleisch, Tatar oder Carpaccio, kurz gebrate-

Angefaulte oder angeschimmelte Lebensmittel sollte man grundsätzlich nicht essen. Für HIV-Infizierte ist strenge Lebensmittelhygiene jedoch besonders wichtig, um Infektionen zu vermeiden.

Ernährungsempfehlungen für HIV- und Aids-Patienten

Eine Ernährungstherapie steigert das Wohlbefinden sowie den Allgemeinzustand des HIV-Infizierten. Sie schützt vor Infektionen und vor Gewichtsverlust und stärkt damit das Immunsystem. Im Folgenden sind die Ernährungsempfehlungen, die teilweise schon besprochen wurden, zusammengefasst.

- Essen Sie täglich reichlich Obst und Gemüse, Kartoffeln, Vollkornprodukte, sowie Milch und Milchprodukte.
- Zwei- bis dreimal in der Woche sollte Fleisch und möglichst ein- bis zweimal Fisch auf dem Speiseplan stehen.
- Unterstützen Sie gegebenenfalls mit industriell hergestellter Trinknahrung die Versorgung mit Energie und Eiweiß.
- Gleichen Sie den erhöhten Bedarf an wasserlöslichen Vitaminen und Mineralstoffen durch Multivitamin- und Mineralstoffpräparate aus. Besonders wichtig sind B-Vitamine, Betakarotin, Selen und Zink (z. B. Curazink).
- Meiden Sie Speisen, die aus rohen oder halbrohen tierischen Lebensmitteln hergestellt werden.
- Rohes Obst und Gemüse ist vor dem Verzehr gründlich zu waschen, Sie können es auch schälen.
- Vermeiden Sie es, Speisen lange warm zu halten.
- Bei Durchfall muss möglichst viel getrunken werden. Geeignet sind Fruchtsaftschorlen, schwarzer Tee, Kamillentee oder Fencheltee mit etwas Salz.
- Essen Sie bei Durchfall kein rohes Obst und Gemüse, nehmen Sie viele kleine Mahlzeiten zu sich und leicht verdauliche Speisen.

HIV-Infektion und AIDS

nem Fleisch wie beispielsweise Steaks, vor Sushi und Austern. Prinzipiell kann alles, was roh ist, gefährlich sein. Auch rohes Obst und Gemüse sollte vor dem Verzehr gründlich geschält und nochmals gewaschen werden.

Eine hohe Keimbelastung von Speisen und Lebensmitteln kann man nicht immer an deren Aussehen, Geruch oder Geschmack erkennen. Grundsätzlich zu meiden sind aber welkes oder angefaultes Obst und Gemüse, Angeschimmeltes, angetrocknetes Fleisch, graue Wurst sowie Produkte, deren Haltbarkeitsdatum überschritten ist. Niemals sollten Speisen über längere Zeit warm gehalten werden. Im fortgeschrittenem Stadium der Krankheit muss Trinkwasser abgekocht werden, um Infektionen zu vermeiden. Als Alternative kann man Mineralwasser trinken.

Sondenernährung im fortgeschrittenen Stadium

Im fortgeschrittenen Stadium von AIDS ist der Patient oft nicht mehr in der Lage, für sich zu sorgen und ohne Hilfe Nahrung zu sich zu nehmen. Eventuell muss eine Sondenernährung eingeleitet werden, was oft im Krankenhaus geschieht. Im außerklinischen Bereich steht über Home-Care-Teams kompetentes Personal zur Verfügung, das den Ernährungsstatus überwacht und auch eine künstliche Ernährung nach Verordnung des Arztes einleitet und durchführt. Durch die Sondenernährung wird die Nährstoff-, Vitamin-, Mineralstoff- und Flüssigkeitszufuhr gewährleistet, was für den Patienten lebenswichtig ist.

> Wenn Sie unsicher sind, welche Vitamin- und Mineralstoffpräparate Sie zusätzlich nehmen sollen, fragen Sie Ihren Arzt um Rat.

Chronisch entzündliche Darmerkrankungen

Morbus Crohn und Colitis ulcerosa sind die beiden häufigsten entzündlichen Darmerkrankungen. Sie führen zu Gewichtsverlust und dadurch häufig zu Mangelernährung und Untergewicht. Es handelt sich jeweils um eine chronische Entzündung der Darmschleimhaut. Bei Morbus Crohn ist meist der Dünndarm betroffen, die Erkrankung

Ursachen für Untergewicht oder Mangelernährung

kann auch auf den gesamten Darm- und Verdauungstrakt übergreifen. Bei Colitis ulcerosa sind Dickdarm und Mastdarm erkrankt.

Schmerzhafte Symptome

Beides sind schwere chronische Krankheiten, die mit Medikamenten – z.B. Kortison – behandelt werden, die teilweise starke Nebenwirkungen haben. Bei Morbus Crohn ist die Gewichtsabnahme ein typisches Symptom, außerdem leidet der Patient unter Beschwerden im Analbereich, z.B. Fisteln und Risse. Im Verlauf der Krankheit entwickeln sich unter anderem chronischer Durchfall, krampfartige Bauchschmerzen und Fieber. Symptome der Colitis ulcerosa sind sehr häufige, manchmal blutige Durchfälle, heftige Darmkrämpfe, Fieber und ebenfalls Gewichtsverlust. Dieser ist jedoch nicht so extrem, darum sind bei der Colitis ulcerosa Mangelerscheinungen seltener. Bei beiden Krankheiten treten die Symptome schubweise auf neben teilweise sehr langen beschwerdefreien Phasen. Bei Kortisontherapie müssen Kalzium und Vitamin D zur Osteoporose-Vorbeugung eingenommen werden.

Erhöhter Energiebedarf bei entzündlichen Darmerkrankungen

Die tägliche Energiezufuhr sollte bei gesunden Normalgewichtigen 30 bis 35 Kilokalorien pro Kilogramm Körpergewicht betragen (→ Seite 57 bis 59). Patienten mit chronisch entzündlichen Darmerkrankungen haben einen erhöhten Energiebedarf. Um Untergewicht vorzubeugen oder zu bekämpfen, sollte die Energiezufuhr zwischen 35 und 45 Kilokalorien pro Körperkilogramm liegen.

Viele nehmen jedoch nicht genug Kilokalorien zu sich, Ergebnis sind Mangelernährung und häufig Untergewicht. Das trifft für Patienten im akuten entzündlichen Schub als auch im symptomfreien Intervall zu, es ist unerheblich, ob sie stationär oder ambulant betreut werden.

Um Mangelernährung und Untergewicht zu behandeln, sollten die Patienten hochkalorische, eiweißreiche Trink- oder Zusatznahrung

Grundsätzlich sollten übergewichtige Patienten über die Vorteile des erhöhten Körpergewichts aufgeklärt und nicht zur Gewichtsreduktion angehalten werden.

Chronisch entzündliche Darmerkrankungen

Erhöhter Zinkbedarf

Bei einem schlechten Ernährungszustand ist die Wund- und Fistelheilung reduziert. Ein Mangel an Folsäure, Niacin und insbesondere Zink kann das Auftreten von Durchfällen begünstigen und die Entzündungsaktivität heraufsetzen. Schwer therapierbare Durchfälle können auf einen Zinkmangel zurückzuführen sein, lang anhaltende Durchfälle wiederum begünstigen die Entstehung eines Zinkmangels.

Patienten mit entzündlichen Darmerkrankungen, die über längere Zeit an Durchfällen leiden, sollten darum Zinkpräparate einnehmen. Zink sollte in einer organischen Form gegeben werden, da es so besser resorbiert werden kann. Es bieten sich Zinkorotat, Zinkglukonat und besonders Zinkhistidin an. Bei Letzterem profitiert der Patient zusätzlich von dem antientzündlichen Effekt des Histidins. Die Zinkzufuhr über Tabletten sollte täglich zwischen 15 und 30 Milligramm liegen. Nehmen Sie die Tabletten vor dem Schlafengehen und morgens nüchtern ein.

Im Verlauf einer entzündlichen Darmerkrankung kann sich der Bedarf an zusätzlichen Mineralstoffen und Vitaminen ändern. Besprechen Sie mit Ihrem Arzt, welche Präparate angezeigt sind.

(→ Seite 67 bis 73) zu sich nehmen, am besten in der symptomfreien Phase. Wenn die Trink- und Sondennahrung verordnet wurde, wird sie von den Krankenkassen erstattet.

Entzündliche Darmerkrankungen bei Kindern und Jugendlichen

Kinder und Jugendliche mit chronisch entzündlichen Darmerkrankungen bedürfen ganz besonders der fachgerechten Beratung durch spezialisierte Diätassistenten. Hier ist Untergewicht besonders gefährlich, denn die Mangelernährung führt zum verminderten Längenwachstum, und die Pubertät verzögert sich. Wenn die Defizite durch hochkalorische, eiweißreiche Ernährung ausgeglichen werden, setzt rasch ein Längenwachstum ein und die Entwicklungsrückschritte werden aufgeholt.

Ursachen für Untergewicht oder Mangelernährung

> Während der Kortisontherapie muss die Ernährung besonders kalziumreich sein, um Osteoporose vorzubeugen.

Mangel an Nährstoffen bei Morbus Crohn

In der Tabelle ist dargestellt, wie häufig bei Morbus Crohn die entsprechenden Symptome sind. Der Mangel kann durch eine entsprechende Ernährung und Vitamin- und Mineralstoffpräparate behoben werden.

Ernährungsdefizite bei Morbus Crohn

Gewichtsverlust	65–75 %
Niedriger Albuminspiegel	25–80 %
Eiweißverlust über den Magen-Darm-Trakt	65–80 %
Negative Stickstoffbilanz (Eiweißmangel)	55–75 %
Anämien (Blutarmut)	60–80 %
Eisenmangel	35–50 %
Folsäuremangel	50–65 %
Vitamin-B_{12}-Mangel	35–45 %
Kalziummangel	10–20 %
Magnesiummangel	14–35 %
Kaliummangel	5–20 %
Zinkmangel	40–55 %
Vitamin-C-Mangel	10–30 %
Vitamin-D-Mangel	60–80 %
Vitamin-K-Mangel	10–25 %

Mit Zusatznahrung Mangelzustände beheben

Die Mangelzustände an Energie, Eiweiß, Folsäure, Zink und Vitamin D sind besonders häufig. Darum sollten diese Stoffe bei allen Patienten mit Morbus Crohn zusätzlich gegeben werden.

Vitamin B_{12} wird im terminalen Ileum (Ende des Dünndarms) resorbiert. Da dies bei vielen Morbus-Crohn-Patienten von der Entzündung betroffen ist, entsteht leicht ein Mangel. Wurde mehr als ein Meter des Dünndarms entfernt, kommt es ebenfalls zu Mangelerscheinungen. Oftmals ist der Mangel nur durch die parenterale Gabe (Infusion) von Vitamin B_{12} ausgleichbar, da die Möglichkeit zur Aufnahme durch den Darm nicht mehr vorhanden ist.

Chronisch entzündliche Darmerkrankungen

Mangelzustände bei Colitis ulcerosa

Bei Colitis ulcerosa sind der Gewichtsverlust und die Mangelzustände oft weniger dramatisch. Trotzdem müssen Sie auch hier auf eine ausreichende Versorgung mit Kalorien und Nährstoffen achten. Am häufigsten tritt ein Eisenmangel auf, der mit entsprechenden Präparaten zu beheben ist. Bei der Therapie sind jedoch einige Wechselwirkungen zu beachten, die unten beschrieben sind.

Ernährungsdefizite bei Colitis ulcerosa

Gewichtsverlust	20–60 %
Niedriger Albuminspiegel	25–50 %
Anämien (Blutarmut)	60 %
Eisenmangel	80 %
Folsäuremangel	30–40 %
Vitamin-B_{12}-Mangel	5 %
Vitamin-D-Mangel	35 %

Eisenmangel beheben

Bei Colitis ulcerosa kommt es häufig zu einem Eisenmangel, der eine Anämie hervorruft. Zur Bekämpfung muss Eisen (in Form von 100 mg Eisen-(II)-Sulfat) und Kupfer (in Form von 1,5 mg Kupferorotat) in Tablettenform gegeben werden. Kupfer spielt eine wichtige Rolle im Eisenstoffwechsel, und oftmals sind Eisenmangelanämien nicht therapierbar, weil gleichzeitig ein Kupfermangel vorliegt. Also muss auch der Kupferspiegel geprüft und eventuell erhöht werden.

Zusammen mit Vitamin C und Fruchtsäuren wird Eisen besser vom Körper aufgenommen, daher ist es sinnvoll, Eisentabletten mit Fruchtsaft, beispielsweise Orangensaft zu nehmen. Da Gerbsäure die Eisenaufnahme hemmt, sollten Eisentabletten nicht mit schwarzem Tee eingenommen werden. Zink- und Eisenpräparate sollten ebenfalls nicht zusammen eingenommen werden, da sie sich gegenseitig in der Resorption behindern können.

Ursachen für Untergewicht oder Mangelernährung

Medikamente, die den Appetit nehmen

Verschiedene Arzneimittel können aufgrund ihrer Nebenwirkungen für eine Mangelernährung mitverantwortlich sein. Man unterscheidet hierbei direkt und indirekt wirkende Arzneimittel. Bei direkt wirkenden Medikamenten finden sich unter der Auflistung der Nebenwirkungen Begriffe wie Appetitlosigkeit, Anorexie, Gewichtsabnahme, Appetitminderung oder Inappetenz. Die indirekt wirkenden Medikamente haben Einfluss auf den Magen-Darm-Trakt, was einen verminderten Appetit zur Folge haben kann. Dies sind unter anderem Übelkeit, Erbrechen, Völlegefühl, Sodbrennen, Durchfall, Gewichtsabnahme, Mundtrockenheit. Da bei den meisten Medikamenten derartige Nebenwirkungen auftreten könnten, werden sie nicht extra aufgelistet.

Arzneimittel, die sich direkt auf den Appetit auswirken

Wir haben für Sie eine Liste der Medikamente zusammengestellt, die sich direkt auf den Appetit auswirken und dadurch zur Gewichtsabnahme führen können. In Klammern stehen die Angaben über die Art der Nebenwirkungen, die in der »Roten Liste«, dies ist das deutsche Arzneimittelverzeichnis, angegeben sind.

Die Bezeichnung »gelegentlich« bedeutet, das Symptom wurde bei einem bis zehn Prozent der Fälle beobachtet, »selten« heißt bei weniger als einem Prozent der Fälle.

> **Wichtig!** Lesen Sie die Beipackzettel Ihrer Medikamente sehr aufmerksam, denn dort finden Sie Hinweise, ob die Medikamente sich auf das Gewicht auswirken.

Ajmalin, Detajmiumbitartrat, Prajmaliumbitartrat (Appetitlosigkeit)
Amantadin (Anorexie)
Amphepramon (Appetitlosigkeit)
Amfetaminil (Appetitlosigkeit)
Antiepileptika (gesteigerter Appetit bzw. Appetitlosigkeit)
Angiotensin-Converting-Enzym-Hemmer: Benazepril, Captopril, Ramipril, usw. (selten Appetitlosigkeit)
L-Asparaginase (Appetitlosigkeit)
Benazepril (selten Appetitlosigkeit)
Benzafibrat (Appetitlosigkeit)
Bromocriptin (Appetitlosigkeit)
Captopril (selten Appetitlosigkeit)
Carbamazepin (Appetitlosigkeit)
Carbitopa (Appetitlosigkeit)
Cephalosporine (Appetitlosigkeit)
Cilazapril (selten Appetitlosigkeit)
Cinoxacin (Appetitlosigkeit)
Ciprofloxacin (Appetitlosigkeit)
Chloroquin, Hydroxychloroquin, Mefloquin (Appetitlosigkeit)
Clofibrinsäure, dessen Derivate und Strukturanaloge (Appetitlosigkeit)

Medikamente, die den Appetit nehmen

Co-Trimoxazol (selten Appetitlosigkeit)
Colecalciferol (Appetitlosigkeit, Gewichtsverlust)
Cumarin-(4-Hydrxy)-Derivate (Appetitlosigkeit)
Decarbazin (Anorexie)
Dihydralazin, Hydralazin (Appetitminderung)
Dihydrotachysterol (Appetitlosigkeit, Gewichtsverlust)
Ergocalciferol (Appetitlosigkeit, Gewichtsverlust)
Estramustin (Anorexie)
Flutamid (Anorexie)
Fosinopril (selten Appetitlosigkeit)
Gyrasehemmer (Appetitlosigkeit)
Herzglykoside (Inappetenz)
Hydralazin (Appetitminderung)
Interferone (Appetitlosigkeit)
Levodopa, Carbidopa (Appetitlosigkeit)
Lisinopril (selten Appetitlosigkeit)
Mefenorex (Appetitlosigkeit)
Metylphenidat (Appetitlosigkeit)
Meoxipril (selten Appetitlosigkeit)
Nicotinsäure, Nicotinate, 3-Pyridylmethanol (Appetitlosigkeit)
Nimorazol (Appetitlosigkeit)
Nitroimidazole: Metronida, Nimorazol, Tinidazol (Appetitlosigkeit)
Norpseudoephidrin (Appetitlosigkeit)
Norfloxacin (Appetitlosigkeit)
Ofloxacin (Appetitlosigkeit)
Paromomycin (Appetitlosigkeit, selten Malabsorptionssyndrom)
Penicillamin (Inappetenz)
Pephloxacin (Appetitlosigkeit)
Pemolin (Appetitlosigkeit)
Perindopril (selten Appetitlosigkeit)
Phenytoin (Appetitlosigkeit, Gewichtsverlust bei länger anhaltender Überdosis)
Pipemidsäure (Appetitlosigkeit)
Procainamid (Appetitlosigkeit)
Prooafenon (Appetitlosigkeit)
Protionamid (Appetitlosigkeit)
Psychopharmaka: Fluoxetin-HCL, Sertralin, Sertralinhydrochlorid (Anorexie)
Pyritinol (selten Appetitlosigkeit)
Rifampicin (Anorexie)
Schilddrüsenhormone (bei Überdosierung Gewichtsabnahme)
Selegilin (Appetitlosigkeit)
Sparfloxacin (Appetitlosigkeit)
Spirapril (selten Appetitlosigkeit)
Succinimide (gelegentlich Appetitstörungen)
Sulfonamide (Appetitmangel)
Sympatomimetika: Amfepramon, Amfetaminil, Fenetyllin, Mefenorex, Methyphenidat, Premolin, D-Nor-Pseudoephedrin (Appetitlosigkeit)
Trandolapril (selten Appetitlosigkeit)
Trimethoprim (Appetitlosigkeit)
Vitamin D_2 und D_3 (Ergo- und Coelecaliferol), Dihydrotachysterol (Appetitlosigkeit)

Ursachen für Untergewicht oder Mangelernährung

Essstörungen

Übertriebene Vorstellungen von der ersehnten Traumfigur führen leicht zu einem gestörten Essverhalten. Besonders Mädchen, zunehmend aber auch junge Männer zu Beginn der Pubertät sind gefährdet. Die häufigsten Essstörungen sind die Ess-Brech-Sucht (Bulimia nervosa) und Magersucht (Anorexia nervosa). Beide Krankheiten haben psychische Ursachen, die wichtigsten Aspekte sind ein geringes Selbstwertgefühl und das Bedürfnis, Erwartungen von außen zu entsprechen. Magersucht führt zu Untergewicht und Mangelernährung. Bulimiker haben meist eine normale Figur, sind aber mangelernährt.

Anorexie – sich das Essen abgewöhnen

Magersüchtige sind unzufrieden mit ihrem Körper, haben ein irreales Selbstbild und fühlen sich zu »fett«, selbst wenn die Kleidergröße 34 Falten schlägt. Sie essen extrem wenig und können nicht mehr damit aufhören, auch wenn die körperlichen Folgen der Unterernährung massiv werden. Magersüchtige empfinden es als Triumph, über den eigenen Körper und das Hungergefühl zu bestimmen. Dass sie irgendwann nur noch »Haut und Knochen« und kaum mehr leistungsfähig sind, nehmen sie nicht wahr. Tragisch ist, dass etwa 5 bis 20 Prozent der Anorektiker an den Folgen ihrer Unterernährung sterben.

Die Betroffenen schließen sich von gemeinsamen Mahlzeiten aus und täuschen Essen oft nur vor. Sie isolieren sich immer mehr von Freunden und ziehen sich in ihre eigene Welt zurück. Häufig gelingt es ihnen, sehr lange ihre Krankheit zu verbergen.

Magersucht kann tödlich sein

Magersucht kommt vor allem bei Mädchen und Frauen vor, vorzugsweise während der Pubertät (Pubertätsmagersucht), nur in seltenen Fällen nach dem 30. Lebensjahr. Der Anteil der männlichen Betroffenen liegt bei 5 bis 10 Prozent, Tendenz steigend.

Ob tatsächlich eine Anorexie vorliegt, muss von einem Arzt diagnostiziert werden. Symptome sind Untergewicht, Furcht vor Gewichtszu-

---

Unnatürlich dünne Models und Schauspielerinnen, die ihre Figur meist nur mit strenger Disziplin und Selbstkasteiung halten können, dienen heute als Schönheitsideal.

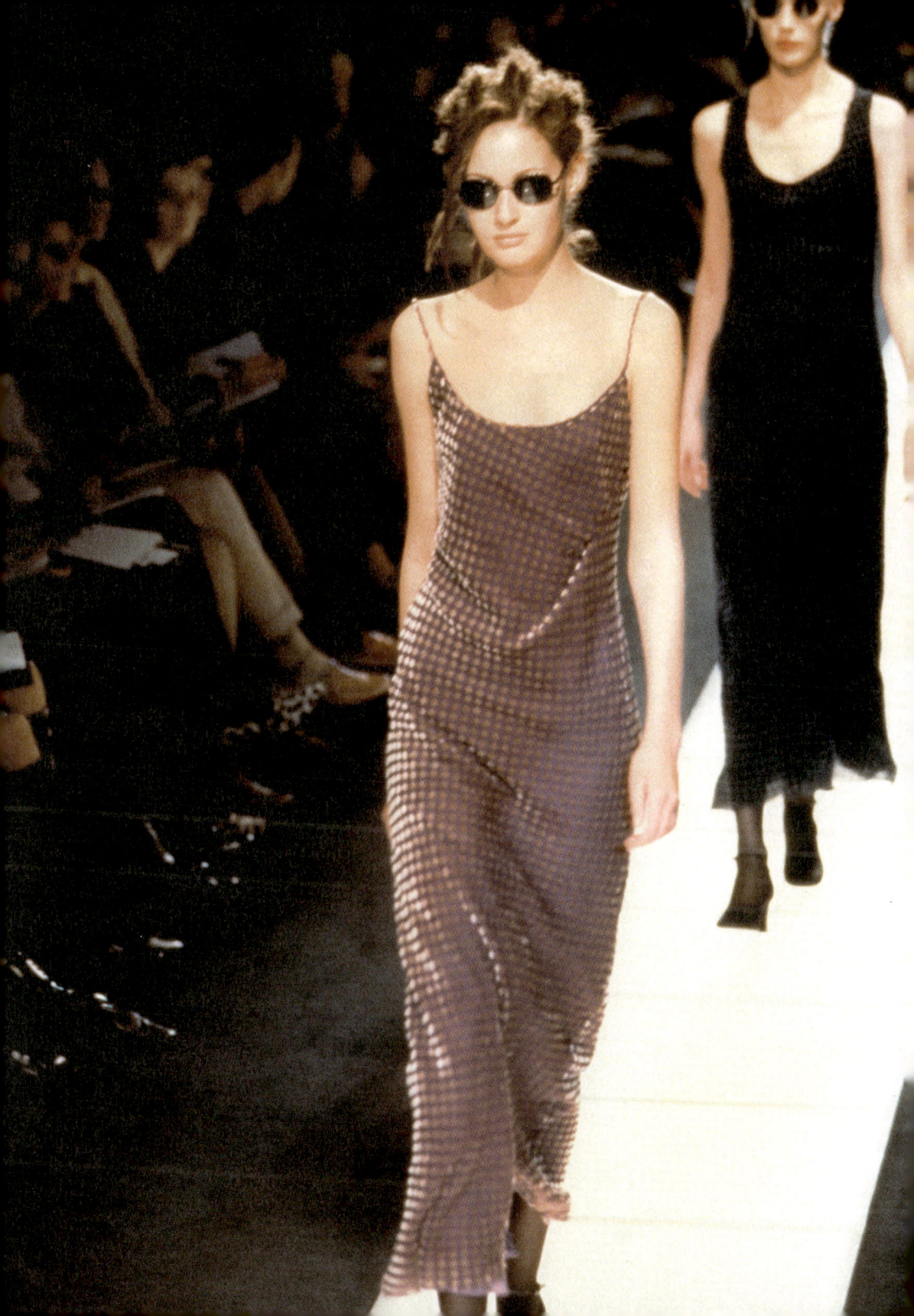

Ursachen für Untergewicht oder Mangelernährung

> Die Zahl der Anorexie-Fälle ist in den letzten Jahren deutlich angestiegen. Dazu hat auch das stärker werdende Bewusstsein um diese Erkrankung in Medizinerkreisen und in der Bevölkerung beigetragen.

nahme und eine verzerrte Körperwahrnehmung, bei Frauen muss die Periode seit drei Monaten ausgeblieben sein. Das starke Untergewicht ist den Betroffenen deutlich anzusehen, wobei hier durch entsprechende Untersuchungen andere Krankheitsursachen auszuschließen sind. Beispielsweise gehen organische Störungen des Zentralen Nervensystems, Schizophrenie oder Depressionen ebenfalls mit starkem Untergewicht einher.

Anorektiker legen sich selbst eine konsequente Einschränkung der Nahrungszufuhr auf. Ihr ganzes Denken kreist um Figur, Essen und Gewicht. Selbst wenn sie stark untergewichtig sind, fühlen sie sich noch zu dick. Die Krankheitseinsicht ist gering ausgeprägt oder fehlt völlig. Neben einer Psychotherapie muss bei Magersucht sofort eine Ernährungstherapie und Ernährungsberatung beginnen, die Patienten müssen in der Regel über Sonden versorgt werden. Werden sie nicht sofort künstlich ernährt, ist die Gefahr von Spätfolgen wie Osteoporose extrem hoch. Nachdem das Gewicht gestiegen ist und die Betroffenen wieder essen, reicht in der Regel eine Zusatznahrung aus. Um der Osteoporose vorzubeugen, dauerhaft Kalzium und Vitamin D einnehmen.

Bulimie – zwischen Fressanfällen und Erbrechen

Bei der Bulimie beginnen die Betroffenen, sobald sie sich übergewichtig fühlen, mit einer strikten Diät. Das kontrollierte Essen halten sie aber nicht durch, und es kommt zu Fressanfällen, bei denen in sehr kurzer Zeit Unmengen an Nahrungsmitteln verschlungen werden. Diese Attacken sind nicht kontrollierbar. Um nicht zuzunehmen, führen die Betroffenen nach dem Anfall das Erbrechen der Nahrung herbei – indem sie den Finger in den Hals stecken –, oder sie nehmen Abführmittel. Auch übermäßiges sportliches Engagement oder zwischenzeitliches Fasten sind typische Zeichen der Erkrankung.

Mit der Zeit entsteht ein Kreislauf aus Hungern, Fressanfällen und Erbrechen – die Gefahr liegt darin, dass mit dem Erbrechen oder extremen Abführen der Speisen das Gewicht gut in den Griff zu bekommen ist. Anfangs merken selbst vertraute Personen nichts von diesem Verhalten.

Essstörungen

Die Bundeszentrale für gesundheitliche Aufklärung veröffentlichte Zahlen, nach denen in Deutschland 600 000 Frauen an Bulimie leiden. Betroffen sind besonders Frauen im Alter zwischen 15 und 35 Jahren. In den meisten Fällen spielt mangelndes Selbstwertgefühl eine Rolle, bei jungen Mädchen ist außerdem der Wunsch nach der Figur der Popstars oder Models Ausgangspunkt für eine spätere Essstörung. Bei älteren Frauen überwiegt der Zwang zur Anpassung, der unstillbare Hunger nach Anerkennung und Perfektion und die mangelnde Fähigkeit, Konflikte zu ertragen. Bei Bulimikern vereint sich in der Regel der Wunsch nach perfektem Äußeren mit dem Unvermögen, die eigenen Wünsche auszudrücken, sich den Vorstellungen anderer zu widersetzen und auch einmal Nein zu sagen. In ihrem Bestreben, es allen Leuten recht zu machen, alle Erwartung zu erfüllen und dabei immer fröhlich und ausgeglichen zu sein, schafft das gestörte Essverhalten ein Ventil, um diesen immensen Druck auszugleichen. Die Seele hungert, doch ist dieser Hunger nicht mit allen Lebensmitteln der Welt zu stillen.

Alle Essstörungen haben auch eine psychische Ursache, darum ist eine Psychotherapie bei der Behandlung unumgänglich.

Diagnose der Bulimie

Zur ärztlichen Diagnose müssen die folgenden Kriterien erfüllt sein:
- Wiederholte Fressanfälle, bei denen in kürzester Zeit riesige Nahrungsmengen (4000 bis 10000 Kilokalorien) vertilgt werden
- Das Gefühl des Kontrollverlustes bei diesen Fressattacken
- Maßnahmen zur Gewichtsreduzierung bzw. zur Verhinderung der Gewichtszunahme, wie bewusst herbeigeführtes Erbrechen, der Gebrauch von Abführmitteln, strenge Diäten, Fastenkuren oder übermäßige körperliche Betätigung
- Mindestens zwei Fressattacken pro Woche seit drei Monaten
- Andauernde übertriebene Beschäftigung mit Figur und Gewicht

Bulimiker wissen, dass sie krank sind, viele schämen sich jedoch

Bulimiker halten sich für zu dick und nehmen ihren Körper als unförmig und übergewichtig wahr. Doch anders als bei der Anorexie haben

Ursachen für Untergewicht oder Mangelernährung

die Betroffenen einen hohen Leidensdruck und sind sich dessen bewusst, dass sie krank sind. Trotzdem ist die Dunkelziffer bei der Ess-Brech-Sucht hoch. Viele schämen sich für ihr Verhalten und suchen deswegen keinen Arzt auf. Auf der anderen Seite war und ist vielen Therapeuten dieses Krankheitsbild noch relativ unvertraut, da die Bulimie erst seit dem Ende der 1970er Jahre beschrieben wird. Die Gesellschaft für Ernährungsmedizin und Diätetik vermutet, dass zurzeit ungefähr 3 Prozent aller jungen Frauen an Ess-Brech-Sucht leiden.

Oftmals entdeckt der Zahnarzt als erster die Anzeichen der Bulimie, da die Zähne durch den häufigen Kontakt mit der Magensäure beim Erbrechen angegriffen werden. Sehr gut erkennbar sind oft auch Veränderungen an den Fingern, die zum Auslösen des Brechreizes genutzt werden.

Menschen, die unter Bulimie leiden, müssen sich in psychotherapeutische Behandlung begeben. Gleichzeitig muss sofort eine Ernährungstherapie und Ernährungsberatung erfolgen. Sind bulimische Patienten untergewichtig, ist in der Regel eine Versorgung mit Trink- und Sondennahrung angezeigt (→ Seite 67 bis 73).

Ganzheitliches Therapiekonzept als Weg aus der Essstörung

Wie die Bezeichnungen Ess-Brech-Sucht und Magersucht nahe legen, liegt den Essstörungen ein Suchtverhalten zugrunde. Darum ist die Heilung extrem schwierig.

Sowohl bei Bulimie als auch bei Magersucht ist die Therapie ein langfristiger Prozess, der sich über mehrere Jahre erstreckt. Nur eine intensive Zusammenarbeit zwischen Internisten, Psychotherapeuten und ernährungsmedizinischem Fachpersonal und natürlich dem Patienten führt zum Erfolg. Das ganzheitliche Behandlungskonzept umfasst analytische Psychotherapie, Gruppen- und Verhaltenstherapie, körper-, gestaltungs- sowie familienorientierte Elemente.

Wenn bei Anorexie der BMI (→ Seite 7 f.) unter 18,5 zu sinken droht, was für den Patienten lebensbedrohlich ist, muss der Arzt sofort handeln. Sobald die Magersucht diagnostiziert wurde, ist eine Psychotherapie kombiniert mit einer ernährungsmedizinischen Beratung und künstlicher Ernährung notwendig.

Essstörungen

Suchtverhalten ist beherrschbar, aber nicht heilbar

In der Psychotherapie muss sich der Therapeut sehr vorsichtig an den Patienten annähern. Magersüchtige wollen quasi nicht behandelt werden, und Bulimiker schämen sich. Es ist viel Geduld notwendig, und trotzdem können die Betroffenen der Gesundung meist nur ein Stück näher gebracht werden, denn die Chancen, von einer Essstörung vollständig geheilt zu werden, sind nur bei frühzeitigem Eingreifen möglich. Nur 25 Prozent der Essgestörten sind 20 Jahre nach Beginn der Krankheit geheilt, etwa 15 Prozent sterben, teilweise an den Spätfolgen der Krankheit, teilweise durch Selbstmord.

Ein Ziel der Therapie ist es, wieder ein Gefühl für Hunger und Sättigung zu entwickeln, ein neues Essverhalten zu erlernen und Wege zu finden, wie der Patient seine Bedürfnisse befriedigen und Konflikte lösen kann. Gewichtsstabilisierung, ein positives Körperbild und wieder Freude und Genuss am Essen zu empfinden gehören ebenfalls zum Therapieziel. Vielen Magersüchtigen hilft nur noch eine künstliche Ernährung mit Trink- und Sondennahrung, um aus dem Teufelskreis Unterernährung und Mangelerscheinungen herauszukommen (→ Seite 67 bis 73).

Erschreckende Fakten

- Etwa 700 000 Menschen in Deutschland leiden an Magersucht und Bulimie.
- 88 bis 90 Prozent aller Essgestörten in Deutschland sind Frauen, etwa 10 bis 12 Prozent sind Männer.
- 50 Prozent aller Mädchen unter 15 Jahren mit Normal- oder Untergewicht halten sich für zu dick.
- 25 Prozent aller 7- bis 10-jährigen Mädchen haben schon eine Diät gemacht.
- 11 Prozent aller 11- bis 15-jährigen Jungen haben schon eine Diät gemacht.
- 75 Prozent aller Frauen machen im Laufe ihres Lebens eine Diät.
- 66 Prozent aller 11- bis 19-jährigen Jungen und Mädchen möchten dünner sein.
- 73 Prozent der Frauen finden ein Gewicht unterhalb des Normalgewichts am attraktivsten.

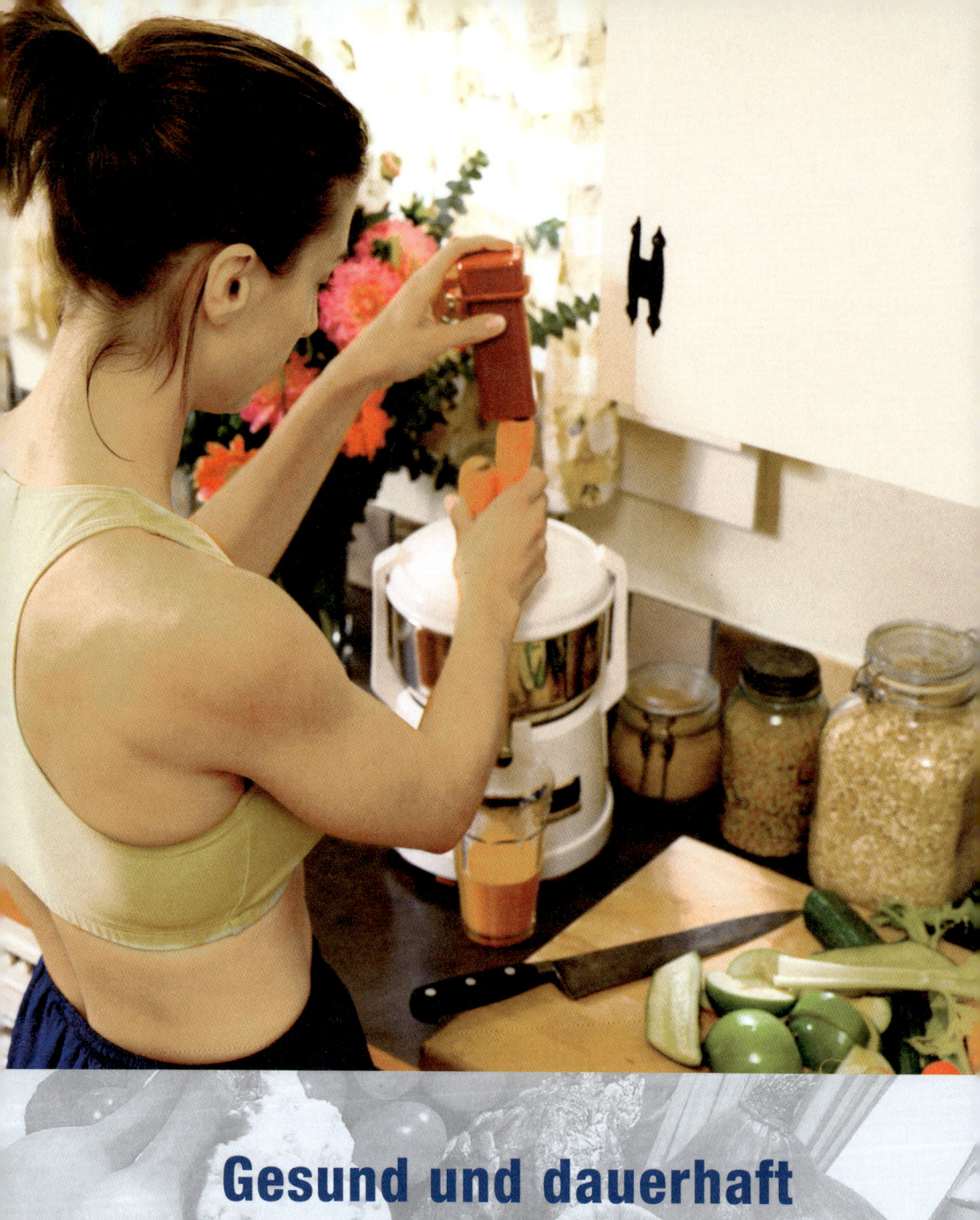

Gesund und dauerhaft zunehmen

Was wir zum Leben brauchen

Wenn Sie zunehmen möchten, müssen Sie mehr Energie – also Kalorien – aufnehmen, als Ihr Körper benötigt. Das ist gar nicht so einfach, denn es ist nicht damit getan, Sahne zu trinken, pfundweise Butter zu essen oder Berge von Bratwürsten zu verzehren. In diesem Kapitel erfahren Sie, wie Sie gesund und nachhaltig Ihr Körpergewicht steigern können.

Was wir zum Leben brauchen

Lebensmittel bestehen zum einen aus den energiehaltigen Nährstoffen, zu denen Kohlenhydrate, Eiweiße (= Proteine) und Fette zählen. Zum anderen enthalten sie lebensnotwendige energiefreie Wirkstoffe. Dazu gehören Vitamine, Mineralstoffe, die in Mengen- und Spurenelemente eingeteilt werden, sowie Wasser. Weitere wichtige Bestandteile sind Ballaststoffe sowie sekundäre Pflanzenstoffe. Schließlich enthalten Lebensmittel noch Geschmacks- und Aromastoffe.
Leben ist mit einem unablässigen Verbrauch von Energie verbunden. Um überhaupt leben zu können, sind wir darum auf die regelmäßige Aufnahme von Nahrung angewiesen. Um gesund zu bleiben, ist es zudem wichtig, dass die Lebensmittel, die wir zu uns nehmen, den Körper mit allem versorgen, was er braucht. Das ist zum einen die Energie, die wir in Kalorien messen und die für das Körpergewicht verantwortlich ist. Ebenso wichtig sind die energiefreien Wirkstoffe, die wir für den Aufbau und den Erhalt unseres Organismus sowie seiner Funktionen benötigen.

Den individuellen Energiebedarf berechnen

Der Energieverbrauch und die Energiezufuhr bestimmen unser Körpergewicht. Liegt der Verbrauch niedriger als die Zufuhr, steigt das Körpergewicht an, und Sie nehmen zu. Wenn Sie untergewichtig sind, ist das Ihr tägliches Ziel. Es ist also nur möglich, Körpersubstanz auf-

Gesund und dauerhaft zunehmen

zubauen, wenn Sie dem Organismus mehr Energie anbieten, als er benötigt. Ist das Verhältnis umgekehrt, nehmen Sie an Körpergewicht und Körperfett ab. Der Energieverbrauch des Menschen setzt sich zusammen aus Grundumsatz und Leistungsumsatz.

Der Grundumsatz

Mit Grundumsatz – auch Ruheumsatz – bezeichnet man den Minimalverbrauch des Körpers im Ruhezustand, denn selbst wenn Sie nur auf dem Sofa sitzen, verbrauchen Sie Energie. Für den durchschnittlichen Grundumsatz pro Tag, also 24 Stunden, gibt es eine Faustregel: Man rechnet 1 Kilokalorie pro Kilogramm Körpergewicht pro Stunde. Ein 70 Kilo schwerer Mann hätte also einen Grundumsatz von 1680 Kalorien pro Tag: 1 Kilokalorie mal 24 (Stunden) = 24 mal 70 Kilogramm (Körpergewicht) = 1680. Bei Frauen zieht man 15 Prozent ab: 1680 minus 15 Prozent = 1428 Kalorien.

Es gibt aber auch Richtwerte für den Grundumsatz, die Alter und Geschlecht berücksichtigen und von einem durchschnittlichen Gewicht ausgehen:

> Für den Energiebedarf eines gesunden, normalgewichtigen Menschen gibt es folgende Faustregel: 30 bis 35 Kilokalorien pro Kilogramm Körpergewicht. Sie sollten aber nach Möglichkeit Ihren individuellen Bedarf ausrechnen.

Richtwerte für den Grundumsatz

	Körpergewicht (kg)		Grundumsatz (kcal/Tag)	
	Männlich	Weiblich	Männlich	Weiblich
15–19 Jahre	67	58	1820	1460
19–25 Jahre	74	60	1820	1390
25–51 Jahre	74	59	1740	1340
51–65 Jahre	72	57	1580	1270
über 65 Jahre	68	55	1410	1170

Der Leistungsumsatz

Die meisten Menschen bewegen sich mehr oder weniger häufig, was ebenfalls Energie verbraucht. Um den Gesamtumsatz zu ermitteln, muss also auch die körperliche Aktivität berücksichtigt werden. Die-

Den individuellen Energiebedarf berechnen

ser so genannte Leistungs- oder auch Arbeitsumsatz setzt sich aus Alter, Größe, Gewicht, Lebensweise, Veranlagung, Job, Freizeitaktivität usw. zusammen. Hierfür wurden bestimmte Schlüsselwerte festgelegt, die mit dem Grundumsatz verrechnet werden, um so den tatsächlichen Energiebedarf zu ermitteln.

Leistungsumsatz – festgelegte Werte

1,2	Ausschließlich sitzende oder liegende Lebensweise (z. B. alte, gebrechliche Menschen)
1,4 bis 1,5	Ausschließlich sitzende Tätigkeit, wenig körperliche Anstrengung (z. B. Bürotätigkeit, leichte Hausarbeit), wenig oder kein Sport
1,6 bis 1,7	Sitzende Tätigkeit, mit mäßigen körperlichen Tätigkeiten (z. B. Laboranten, Kraftfahrer, Studierende, Fließbandarbeiter), mäßiger Sport
1,8 bis 1,9	Überwiegend gehende und stehende Arbeit (z. B. Hausfrauen, Verkäufer, Kellner, Mechaniker, Handwerker), regelmäßig Sport
2,0 bis 2,4	Körperliche anstrengende Berufe (z. B. Bauarbeiter, Landwirte, Waldarbeiter, Bergarbeiter) und Leistungssportler

Die Berechnung des Gesamtumsatzes

Um Ihren individuellen Energiebedarf pro Tag zu ermitteln, nehmen Sie Ihren Grundumsatz und multiplizieren ihn mit dem Wert des Leistungsumsatzes, der auf Sie zutrifft. Das Ergebnis ist die Menge an Kilokalorien, die Sie pro Tag brauchen, um Ihren Energiebedarf zu decken. Beispielsweise hat ein 28-jähriger Mann einen Grundumsatz von rund 1740 Kilokalorien. Bei einer mäßigen körperlichen Belastung multipliziert er diese Zahl mit 1,7 (Leistungsumsatz). Daraus ergibt sich ein Gesamtumsatz von 2958 Kilokalorien. Um zuzunehmen muss er täglich möglichst mehr Kalorien zu sich nehmen. Dabei gilt die Faustregel, dass man etwa 500 Gramm pro Woche zunimmt, wenn man täglich 500 Kalorien mehr als den Gesamtumsatz zu sich nimmt.

Auf der Homepage der Gesellschaft für Ernährungsmedizin und Diätetik (www.ernaehrungsmed.de) können Sie Ihren individuellen Energiebedarf berechnen lassen.

Gesund und dauerhaft zunehmen

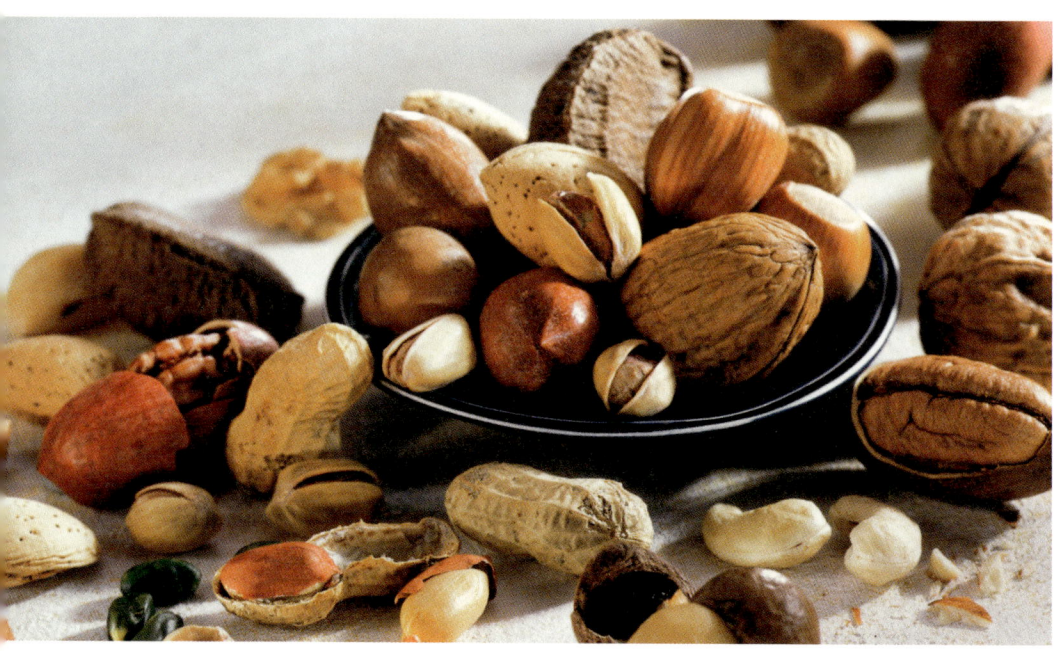

Nüsse und Kerne enthalten ungesättigte, also »gute« Fette und sind ideal um gesund zuzunehmen.

Der Energiegehalt der Nährwerte

Nun wissen Sie, wie viele Kalorien Sie täglich zu sich nehmen müssen, um Ihr Körpergewicht zu erhöhen. Im nächsten Schritt müssen Sie überlegen, wie Sie auf diese Kalorienmenge kommen. Haufenweise Pommes zu essen, jeden Tag Sahnetorte zu schlemmen und literweise Bier zu trinken ist sicher nicht geeignet, Sie gesund zunehmen zu lassen. Durch solche Maßnahmen werden Sie entweder fett und wabbelig oder Ihr Cholesterinspiegel steigt extrem an.

Für eine gesunde Ernährung ist es wichtig, dass die gesamte Kalorienmenge sich aus den richtigen Nährstoffen zusammensetzt. Wenn das Verhältnis nicht stimmt, und z. B. zu viele Kalorien aus Fett kommen, wird man eben wabbelig. Die Nährstoffe in den Lebensmitteln liefern verschiedene Mengen an Energie (physiologischer Energiegehalt):

Der Energiegehalt der Nährwerte

- 100 Gramm Kohlenhydrate liefern 410 Kilokalorien.
- 100 Gramm Eiweiß liefern 410 Kilokalorien.
- 100 Gramm Fett liefern 926 Kilokalorien.

Die tägliche Energiezufuhr sollte sich folgendermaßen aus den einzelnen Bausteinen zusammensetzen:
- 10 bis 15 Prozent Eiweiß, davon ein Drittel tierisches und zwei Drittel pflanzliches Eiweiß.
- 50 bis 55 Prozent Kohlenhydrate, wozu auch Zucker gehört.
- Normalerweise 30 bis 35 Prozent Fett, zum Zunehmen sollten es etwa 40 Prozent sein. Dabei sollten pflanzliche Fette überwiegen.

> 100 Gramm Alkohol liefern übrigens 700 Kilokalorien. Damit ist er eine »Kalorienbombe«, aber trotzdem nicht geeignet, um damit zuzunehmen. Trinken Sie Alkohol – auch zur Appetitanregung – nur nach Befragen des Arztes.

Mit Samen und Nüssen gesund zunehmen

In der folgenden Tabelle haben wir für Sie Lebensmittel zusammengestellt, die über 500 Kilokalorien pro 100 Gramm liefern und gleichzeitig gesund sind. Es handelt sich dabei um Nüsse und Kerne, die sehr viel – vor allem ungesättigte – Fette enthalten, außerdem Vitamine und Mineralstoffe.

Nüsse und Kerne – gesunde Kalorienbomben (kcal/100 g)

Paranüsse, frisch	660,4 kcal
Walnüsse, europäisch	654,4 kcal
Haselnüsse, frisch	636,2 kcal
Pistazien, geröstet u. gesalzen	615,0 kcal
Kokosnussraspeln	610,7 kcal
Erdnussbutter/-mus	597,8 kcal
Cashewnüsse, geröstet	594,6 kcal
Erdnüsse, geröstet	579,3 kcal
Pinienkerne, frisch	575,5 kcal
Sonnenblumenkerne, frisch	574,8 kcal
Mandeln, frisch	569,6 kcal
Kürbiskerne, frisch	560,2 kcal
Sesamsamen, frisch	559,0 kcal

Gesund und dauerhaft zunehmen

Neben ihrer Funktion als Energielieferant sind Fette wichtig für die Aufnahme der fettlöslichen Vitamine, außerdem sind sie Geschmacksträger.

Fett liefert viel Energie

Fett liefert dem Körper doppelt so viel Kalorien wie Kohlenhydrate und Eiweiß. Es ist also wunderbar geeignet, um zuzunehmen. Allerdings müssen Sie Ihrem Körper das »richtige Fett« verabreichen, um dabei gesund zu bleiben. Einfache Fette bestehen hauptsächlich aus Fettsäuren und Glycerin, und die Fettsäuren sind verantwortlich dafür, welchen Wert das Fett für die menschliche Ernährung hat.

Fett ist nicht gleich Fett

Man unterscheidet zwischen gesättigten Fettsäuren sowie einfach und mehrfach ungesättigten Fettsäuren. Die mehrfach ungesättigten Fettsäuren bezeichnet man auch als essenzielle (lebensnotwendige) Fettsäuren, da sie der Körper nicht selbst herstellen kann. Normalerweise sollten höchstens 35 Prozent der Gesamtenergie in Form von Fetten aufgenommen werden, bei Menschen, die zunehmen wollen oder müs-

Hitliste der gesunden fettreichen Lebensmittel

	Fett/100 g	Kilokalorien/100 g
Olivenöl	99,6 g	882 kcal
Distelöl	99,5 g	880 kcal
Walnussöl	99,5 g	880 kcal
Weizenkeimöl	99,5 g	880 kcal
Erdnussöl	99,4 g	880 kcal
Sojaöl	98,6 g	872 kcal
Margarine	80,0 g	709 kcal
Weichkäse (70 % F. i. Tr.)	40,0 g	408 kcal
Frischkäse	31,5 g	335 kcal
Studentenfutter	31,1 g	484 kcal
Sahne (süß)	30,0 g	288 kcal
Ölsardinen	23,1 g	266 kcal
Tunfisch in Öl	31,3 g	347 kcal
Sojabohne, geröstet	23,0 g	359 kcal
Avocado	23,5 g	217 kcal

sen, kann die tägliche Fettzufuhr auch bis zu 40 Prozent der Tagesenergiemenge ausmachen. In beiden Fällen sollten die Fette überwiegend pflanzlicher Herkunft sein, z. B. ist Butter natürlich erlaubt, aber Sie sollten häufiger hochwertige Margarine verwenden.

Von Kohlenhydraten und Zuckern

Kohlenhydrate sind der wichtigste Energielieferant in der menschlichen Ernährung. Sie kommen insbesondere in Getreide, Kartoffeln, Obst und Zucker vor. Aber auch Gemüse, Hülsenfrüchte und sogar Leber enthalten Kohlenhydrate. Nach den Empfehlungen der Deutschen Gesellschaft für Ernährung sollten 50 bis 55 Prozent der Energie in Form von Kohlenhydraten aufgenommen werden. Problematisch ist nur, dass Sie durch Kohlenhydrate kaum zunehmen können, da sie sehr gut sättigen und oft ein großes Volumen haben.

Komplexe Kohlenhydrate bilden die Basis unserer Nahrung und sind Lieferanten wertvoller Nahrungsinhaltsstoffe wie Vitamine, Mineralien und Spurenelemente.

> Traubenzucker ist übrigens nur halb so süß wie normaler Zucker, daher können Sie doppelt so viele Kalorien aufnehmen, wenn Sie Ihre Speisen mit Traubenzucker süßen.

Zucker hilft beim Zunehmen!

Wenn Sie zunehmen wollen, dürfen Sie jedes Süßstoffdöschen ignorieren – verwenden Sie Zucker, denn Sie müssen ja Ihren Energiebedarf decken. Allerdings fördert Zucker bei unzureichender Zahnhygiene oder bei entsprechender Anfälligkeit die Wahrscheinlichkeit für Karies. Darum sollten Sie ihn in Maßen genießen. Dabei spielt es keine Rolle, ob Sie normalen Zucker, Rohrzucker oder Honig verwenden.

Wichtig für die Gesundheit: Ballaststoffe!

Ballaststoffe gehören ebenfalls zur Gruppe der Kohlenhydrate. Sie sind energiefrei und wirken positiv auf die Gesundheit. Sie regulieren die Verdauung, lassen den Blutzuckerspiegel langsam ansteigen und

Gesund und dauerhaft zunehmen

senken aktiv den Cholesterinspiegel. Ballaststoffe sind besonders in Vollkornprodukten und in Obst und Gemüse enthalten. Da sie extrem sättigen, ohne Energie zu liefern, sollten untergewichtige Menschen nicht zu viel davon essen bzw. die Lebensmittel fettreich zubereiten.

Hitliste der kohlenhydratreichen, gesunden Lebensmittel		
	Kohlenhydrate/100g	**Kilokalorien/100g**
Zucker	99,8 g	405,6 kcal
Traubenzucker	99,8 g	405,6 kcal
Milchzucker	99,8 g	405,6 kcal
Fruchtzucker	99,8 g	405,6 kcal
Maisstärke	85,8 g	351,1 kcal
Reiscrispies	84,9 g	377,6 kcal
Baiser	83,9 g	364,2 kcal
Puffreis	83,5 g	390,1 kcal
Speisestärke	83,1 g	341,1 kcal
Geleefrüchte	79,1 g	329,3 kcal
Cornflakes	79,1 g	355,6 kcal
Salzgebäck, Kräcker	75,3 g	347,0 kcal
Blütenhonig	75,1 g	306,6 kcal
Reis	74,1 g	349,7 kcal
Maisgrieß	73,8 g	345,1 kcal
Knäckebrot	73,4 g	359,5 kcal
Zwieback	71,4 g	365,4 kcal
Kartoffelklöße	70,0 g	110,0 kcal
Teigwaren ohne Ei	70,4 g	347,8 kcal
Laugengebäck	68,5 g	340,1 kcal
Roggenmehl Type 1150	67,2 g	318,4 kcal
Weizenmehl Type 1050	67,2 g	334,1 kcal
Sultaninen, Rosinen	66,2 g	298,0 kcal
Datteln, getrocknet	66,1 g	285,4 kcal
Trockenobst	65,0 g	261,0 kcal
Haferflocken	63,0 g	370,0 kcal
Weizenbrot/Fladenbrot	48,0 g	235,0 kcal
Roggenbrötchen	47,0 g	223,0 kcal

Eiweiß für die Muskeln

Sie müssen täglich ausreichend Eiweiß zu sich nehmen, denn der Körper kann es selbst nicht herstellen. Um Ihren Eiweißbedarf zu decken, sollten Sie täglich mindestens 1 Gramm Eiweiß pro Kilogramm Körpergewicht aufnehmen. Da Sie ja nicht nur Fettgewebe, sondern auch

Hitliste der eiweißreichsten, gesunden Lebensmittel

	Eiweiß/100g	Kilokalorien/100g
Sojaprodukt mit Gewürzen (Trockenprodukt)	43,0 g	305,2 kcal
Hartkäse (Dreiviertelfettstufe)	38,5 g	356,6 kcal
Sojabohnen, getrocknet	35,1 g	416,3 kcal
Parmesan	32,3 g	440,2 kcal
Sauermilchkäse (Magerstufe)	30,0 g	131,2 kcal
Greyerzer	29,0 g	406,1 kcal
Rindfleisch	28,9 g	151,1 kcal
Schweinefleisch	28,7 g	210,6 kcal
Emmentaler (Vollfettstufe)	28,7 g	383,4 kcal
Hartkäse (Vollfettstufe)	28,7 g	383,4 kcal
Hähnchenschenkel	28,2 g	214,4 kcal
Rinderhackfleisch	27,6 g	223,0 kcal
Weizenkeime	26,6 g	313,8 kcal
Kaviar	26,1 g	259,3 kcal
Erdnussbutter/-mus	26,1 g	597,8 kcal
Erdnüsse, geröstet	25,6 g	579,3 kcal
Gouda	25,5 g	365,0 kcal
Putenfleisch	25,3 g	188,8 kcal
Vollmilchpulver	25,3 g	494,7 kcal
Rumpsteak	25,3 g	234,9 kcal
Nüsse, frisch	25,3 g	561,7 kcal
Tunfisch	24,6 g	252,9 kcal
Kürbiskerne, frisch	24,4 g	560,2 kcal
Leinsamen, frisch	24,4 g	372,4 kcal
Fisch	21,0 g	91,0 kcal
Hühnerei	12,0 g	154,0 kcal

> Um Muskeln aufzubauen, müssen Sie täglich 1 Gramm Eiweiß pro Kilogramm Körpergewicht zu sich nehmen und regelmäßig **Sport** treiben.

Gesund und dauerhaft zunehmen

Muskulatur aufbauen möchten, ist eine ideale Eiweißzufuhr wichtig für Sie. Falls es Ihnen nicht möglich ist, über die Nahrung ausreichend Eiweiß aufzunehmen, können Sie Eiweißkonzentrate, wie z. B. ResourcE® Protein 88, oder eiweißreiche Trinknahrung, z. B. Meritene, zu Hilfe nehmen.

Besonders hochwertige Eiweißlieferanten sind Fisch, Milch, Soja und auch Fleisch. Muskulatur baut sich aber nur auf, wenn Sie die Muskulatur auch fordern, Sie müssen sich also bewegen. Damit ist jedoch keinesfalls extremes Muskeltraining gemeint, im Gegenteil: Wenn Sie sich zu viel bewegen, verbrauchen Sie auch viel Energie und müssen noch mehr Energie aufnehmen.

Reichlich trinken für Leib und Seele

Die Art der Getränke ist bei dem Trinkplan variabel, zum Zunehmen ist es günstig, Milch und Sojamilch zu trinken.

Unser Körper besteht zu 50 bis 60 Prozent aus Wasser – darum ist Wasser der wichtigste Nährstoff überhaupt. Wir nehmen mit der Nahrung Wasser auf, müssen aber zusätzlich ausreichend trinken, und zwar täglich mindestens 1,5 bis 2,5 Liter.

Von Wasser nehmen Sie natürlich nicht zu. Doch viele andere Getränke liefern dem Körper reichlich Energie. Dazu müssen Sie nicht gleich literweise Cola in sich hineinschütten, auch wenn 1 Liter stolze 440 Kalorien enthält. Eine große Auswahl an gesunden Obst- und Gemüsesäften liefert dem Körper wertvolle Kalorien und zudem gesunde Vitamine, Mineralstoffe, sekundäre Pflanzenstoffe und sogar Ballaststoffe.

Ideal zum Zunehmen eignen sich Milch und Sojamilch, da sie neben der wichtigen Energie auch noch Eiweiß und viele andere wichtige Nahrungsbestandteile wie hochwertiges Fett und Kohlenhydrate enthalten. Unter den Obstsäften ist Traubensaft mit ca. 70 Kilokalorien pro 100 Milliliter der kalorienreichste ungesüßte Saft.

Die Gesellschaft für Ernährungsmedizin und Diätetik e.V. hat einen Trinkplan zusammengestellt, mit dem Sie leicht Ihren täglichen Flüssigkeitsbedarf decken. Die tägliche Flüssigkeitszufuhr liegt bei diesem Plan zwischen 1,75 und 2,05 Litern.

Getränke – über den Tag verteilt		
Zum Frühstück	2 Tassen Tee oder Kaffee (mit Traubenzucker)	(300 ml)
Am Vormittag	2 Gläser Saftschorle (1/3 Saft, 2/3 Mineralwasser) oder Mineralwasser	(400 ml)
Zum Mittagessen	1 Glas Saftschorle oder Mineralwasser	(200 ml)
	1 Tasse Suppe oder Brühe	(150 ml)
Am Nachmittag	1–2 Tassen Tee oder Kaffee (mit Traubenzucker)	(150–300 ml)
	1 Glas Saftschorle (1/3 Saft, 2/3 Mineralwasser) oder Mineralwasser	(200 ml)
Zum Abendessen	1–2 Tassen Tee (mit Traubenzucker)	(150–300 ml)
Am Abend	1 Glas Saftschorle (1/3 Saft, 2/3 Mineralwasser), Mineralwasser, Wein oder Bier (nach Befragen des Arztes!)	(200 ml)

Gesund zunehmen mit Zusatz- und Ersatznahrung

Eine ideale Möglichkeit zuzunehmen ist konzentrierte Zusatz- und Ersatznahrung, die so genannte Astronautenkost. Sie liefert dem Körper in optimaler Zusammensetzung alles, was er braucht, und das ohne negative Faktoren wie Cholesterin oder gesättigte Fettsäuren. Anfang der 1960er Jahre entwickelte das deutsche Unternehmen Pfrimmer im Auftrag der NASA eine konzentrierte Nahrung, um sie in der Raumfahrt einzusetzen. Schon rasch entdeckte die Ernährungsmedizin die Vorteile dieser Astronautenkost für die »normalen Menschen«. Heute wird sie um ein Vielfaches mehr in der Ernährungsmedizin eingesetzt als in der Raumfahrt.

Es handelt sich um Zusatz- oder Ersatznahrung, die es als flüssige Trink- und Sondennahrung gibt, aber auch als Nahrungskonzentrat in Pulverform. Sie können die Ersatznahrung in der Apotheke kaufen, unter bestimmten Voraussetzungen wird sie sogar von der Krankenkasse bezahlt. Doch auch wenn das nicht der Fall ist, sollten Sie die Ausgaben nicht scheuen.

Gesund und dauerhaft zunehmen

Enterale Ernährung mit Trink- und Sondennahrung

Als »enterale Ernährung« bezeichnet man die Ernährung über den Magen-Darm-Trakt (griechisch »enteron« = Darm) mit speziellen, konzentrierten Nährstoffen – eben mit der Trink- und Sondennahrung. Die flüssigen Nährstoffe können getrunken werden, doch wenn der Patient dazu nicht in der Lage ist, werden sie über eine Sonde, die im Magen oder im Dünndarm endet, zugeführt.

Für die Sondenernährung über einen relativ kurzen Zeitraum (weniger als vier Wochen) und für Fälle, in denen die Ernährungsdauer unklar ist, wird in der Regel eine Nasensonde gewählt. Wird die Ernährungstherapie über einen längeren Zeitraum benötigt, ist die Anlage eines direkten Zugangs zum Magen (= PEG) vorteilhafter. Die Sondenzugänge sind leicht zu legen, zu versorgen und bei Bedarf auch komplikationslos auszutauschen.

Rund 150 000 Menschen allein in Deutschland nutzen täglich die Vorteile von Trink- und Sondennahrung, rund 120 000 Menschen sind aus gesundheitlichen Gründen auf die Sondennahrung angewiesen.

> Ist auch die Sondenernährung über den Magen nicht möglich, wird ein Katheder gelegt: Bei dieser »parenteralen Ernährung« wird die Nährflüssigkeit unter Umgehung des Magen-Darm-Traktes über eine Infusion direkt ins Blut geleitet. Parenterale Lösungen sollten in der Fettkomponente Olivenöl enthalten.

Der Einsatz von Trink- und Sondennahrung

Trink- und Sondennahrung kann sowohl zusätzlich als auch als Ersatznahrung genommen werden. Als Zusatznahrung ist sie für gesunde Menschen, die an Gewicht zunehmen wollen, ideal. Der Unterschied zwischen Trink- und Sondennahrung besteht lediglich in der Art der Aufnahme.

- **Trinknahrungen zur ergänzenden Ernährung** (beispielsweise ResourcE® Protein 88 oder Fortimel®) helfen, Defizite bei der Eiweißzufuhr auszugleichen und/oder einen erhöhten Energiebedarf zu decken. Hierzu bieten verschiedene Hersteller ein umfangreiches Sortiment an Trink- und Aufbaunahrungen sowie Nahrungsergänzungen an.

- **Trinknahrungen zur ausschließlichen Ernährung** (beispielsweise Biosorb® Energie oder Isosource® Standard) enthalten alle lebensnotwendigen Nährstoffe, Vitamine, Spurenelemente und Mineralstoffe.

> Auf den Internetseiten der Anbieter (Adressen → Seite 125) finden Sie ausführliche Informationen über die Produkte.

Gesund zunehmen mit Zusatz- und Ersatznahrung

Das Sortiment diverser Hersteller umfasst sowohl hochkalorische Nahrungen für Erwachsene und Kinder als auch spezielle Trinknahrungen für Patienten mit Störungen in der Nährstoffverwertung.

- **Sondennahrungen** wurden dazu konzipiert, über eine Sonde verabreicht zu werden. Sie werden auf den jeweiligen Bedarf abgestimmt und enthalten die erforderliche lebensnotwendige Nährstoff-, Vitamin- und Mineralstoffmenge. Sie können auch getrunken oder in diversen Speisen mitverarbeitet werden.

> Im Rezeptteil finden Sie zahlreiche Beispiele, wie Sie die Trinknahrungen in Ihren Speiseplan einbauen können.

Trink- und Sondennahrung in der Küche

- Trink- und Sondennahrungen dürfen nicht gekocht, sondern nur bis ca. 80 Grad erhitzt werden; man kann mit ihnen jedoch backen.
- Speisereste, die Trink- oder Sondennahrungen enthalten, nicht wieder aufwärmen.
- Angebrochene Trink- oder Sondennahrungen im Kühlschrank aufbewahren und innerhalb von 24 Stunden verbrauchen.
- Ungeöffnete Flaschen sowie Tetrapacks können bei Zimmertemperatur gelagert werden.

Beispiele für Trink- und Sondennahrung

Wir geben Ihnen hier einen Überblick über die gebräuchlichsten Marken und Sorten. Alle Produkte können Sie in der Apotheke kaufen, über Home-Care-Anbieter oder direkt beim Hersteller bestellen. Die Adressen finden Sie auf Seite 125.

Biosorb® Energie (von Pfrimmer Nutricia)

Biosorb® Energie ist eine hochkalorische, ballaststofffreie Trinknahrung. Sie kann zur ergänzenden oder ausschließlichen Ernährung eingesetzt werden.

- Geschmacksrichtungen: Neutral, Banane, Tropical, Mocca, Erdbeer, Schokolade und Vanille
- Energiedichte: 1,5 kcal/ml (200 kcal/200 ml)

Gesund und dauerhaft zunehmen

Menschen, die gesund leben, leiden normalerweise nicht unter Mineralstoffmangel. Jedoch erhöhen Krankheiten, starkes Rauchen, Stress oder eine Schwangerschaft den Bedarf, dann kann es zur Unterversorgung kommen.

Biosorb® 1500 (von Pfrimmer Nutricia)

Biosorb® 1500 ist eine hochkalorische, ballaststofffreie Standardnahrung, die zur ausschließlichen oder ergänzenden Ernährung eingesetzt werden kann.

- Geschmacksrichtungen: Neutral
- Energiedichte: 1,5 kcal/ml (750 kcal/500 ml)

Fortimel® (von Pfrimmer Nutricia)

Fortimel® ist eine eiweißreiche Trinknahrung, die als Nahrungsergänzung eingesetzt wird. Man kann sie pur trinken oder Drinks, Shakes oder süßen Nachspeisen zugeben.

- Geschmacksrichtungen: Vanille, Kakao, Erdbeer, Waldfrucht, Mocca und Aprikose
- Energiedichte: 1 kcal/ml (200 kcal/200 ml)

Isosource® Protein (von Novartis Consumer Health)

Isosource® Protein ist eine eiweißreiche, ballaststofffreie Sondennahrung. Sie ist gluten-, purin-, cholesterin- und laktosefrei und wird bei erhöhtem Eiweißbedarf (Geriatrie, Rekonvaleszenz, nach Operationen, Störung der Wundheilung, Dialyse), bei konsumierenden Erkrankungen (Fieber, Infektionen, Krebs, Verbrennungen), Appetitlosigkeit oder Eiweiß-Mangel-Zuständen eingesetzt. Sie ist zur ausschließlichen oder ergänzenden Ernährung geeignet.

- Geschmacksrichtungen: Neutral, Vanille
- Energiedichte: 1,13 kcal/ml (565 kcal/1000 ml)

Isosource® Standard (von Novartis Consumer Health)

Isosource® Standard ist eine ballaststofffreie Trink- und Sondennahrung. Sie kann zur ausschließlichen oder ergänzenden Ernährung eingesetzt werden. Die Zusatznahrung enthält biologisch hochwertiges Milcheiweiß und ist gleichzeitig gluten-, purin-, cholesterin- und laktosefrei.

- Geschmacksrichtungen: Neutral, Schoko, Vanille
- Energiedichte: 1,05 kcal/ml (525 kcal/500 ml)

Gesund zunehmen mit Zusatz- und Ersatznahrung

Dilsana Aufbaunahrung (von Pfrimmer Nutricia)
Dilsana Aufbaunahrung ist ein diätetisches Lebensmittel und dient als nährstoffreiche Ergänzungsnahrung zur Gewichtszunahme und Wiederherstellung der körperlichen Leistungsfähigkeit. Dilsana ist besonders wohlschmeckend und deckt den Großteil des täglichen Bedarfs an Vitaminen, Mineralstoffen und Spurenelementen. Die Aufbaunahrung ist in vier Geschmacksrichtungen erhältlich.

Energie-/Nahrungskonzentrate
Nahrungskonzentrate werden als Zusatznahrung angeboten. Sie sind vorwiegend als Instantpulver erhältlich und können leicht in Getränken oder Speisen aufgelöst werden. Im Rezeptteil finden Sie viele Vorschläge für den Einsatz und die Dosierung der Konzentrate.

Diaprotein® (von Dr. Stendle)
Diaprotein ist ein 92-prozentiges Eiweißkonzentrat. Es eignet sich zum Einrühren in Getränke und Speisen, da es geschmacksneutral ist. Das Pulver ist phosphat-, kalium- und natriumarm. Es hat eine sehr hohe biologische Wertigkeit und wird auch bei chronischer Niereninsuffizienz eingesetzt.

Liquigen MCT® (von Pfrimmer Nutricia)
Liquigen MCT ist eine Emulsion aus 50 Prozent MCT-Fett und 50 Prozent Wasser. Sie kann zur Energieanreicherung mit Getränken (z. B. als Milchersatz in Kaffee oder Tee) und Speisen gemischt werden. Die Dosierung richtet sich nach den individuellen Bedürfnissen des Patienten. Erhältlich in der Flasche zu 250 Milliliter.
- Energiedichte: 450 kcal/100 Gramm

ResourcE® Protein 88 (von Novartis Consumer Health)
ResourcE® Protein 88 ist ein Eiweißkonzentrat mit hoher biologischer Wertigkeit. Das Instantpulver besteht aus reinem Milcheiweiß und ist in der 750-Gramm-Dose in Apotheken erhältlich. Es ist geschmacks-

Gesund und dauerhaft zunehmen

neutral und leicht löslich, backstabil, laktosefrei, cholesterin- und purinfrei. Es ist mit Vitaminen und Mineralstoffen (Kalzium, Magnesium, Phosphor, Eisen und Zink) angereichert.

- Energiedichte: 361 kcal/100 Gramm

ResourcE® Protein 88 in der Küche

ResourcE® Protein 88 ist sowohl in Wasser als auch in anderen Flüssigkeiten gut löslich. Bei kleinen Mengen (bis zu 5 Esslöffel) rührt man das Pulver in der dreifachen Menge Wasser an, also 1 Esslöffel ResourcE® Protein 88 auf 3 Esslöffel Wasser.

- Das Pulver lässt sich in kleinen Mengen mit dem Löffel oder Schneebesen verrühren, in größeren Mengen am besten mit dem Mixer.
- Man kann es in Hackfleisch, Kartoffelklöße, Mehlteige, Quarkspeisen, Milchmixgetränke usw. trocken untermischen.
- In der Regel empfiehlt es sich, das Eiweißkonzentrat mit Wasser »anzuteigen«, bevor es dem Gericht zugesetzt wird.
- Achtung: In Verbindung mit sauren Nahrungsmittelkomponenten wie z.B. Essig kann es zur Ausflockung kommen. Wenn man die Speise mixt oder püriert, gerinnt sie nicht so leicht.
- Dosierung in Saucen, Suppen und Eintöpfen: Man gibt 1 gestrichenen Esslöffel Pulver zu, das sind etwa 6 Gramm.
- In süßen Gerichten wie Pudding, Cremespeisen oder Brei gibt man 1,5 Esslöffel (ca. 10 Gramm) zu, in Getränken etwa 2 Esslöffel (ca. 15 Gramm).

Duocal® (von Pfrimmer Nutricia)

Das Energiekonzentrat Duocal® ist ein eiweißfreies, mineralstoffarmes Pulver aus Kohlenhydraten und Fetten. Das Instantpulver ist vielseitig verwendbar, z.B. zur Anreicherung von Getränken, Saucen, Suppen, Pürees und Süßspeisen. Es ist ein geschmacksneutrales, leicht lösliches Pulver und in der 400-Gramm-Dose erhältlich. Es kann allen warmen und kalten Speisen zugegeben oder zum Backen verwendet werden. Der Geschmack eines Lebensmittels wird nicht beeinträchtigt. Duocal® kann man auch anstelle von Milch in Kaffee oder Tee einrühren.

- Energiedichte: 492 kcal/100 Gramm

> **Duocal® in der Küche**
>
> Duocal® wird in der erforderlichen Menge Wasser oder Flüssigkeit unter ständigem Rühren aufgelöst. Bereiten Sie die Nahrung immer frisch zu und rühren Sie das Gericht vor dem Verzehr noch einmal durch. Auch wenn sich das Pulver gut auflöst, kann es sich manchmal etwas absetzen. Die Dosierung ist variabel und richtet sich nach den individuellen Bedürfnissen des Patienten.
> - Pro Tasse (oder Jogurt) wird durchschnittlich 1 gehäufter Esslöffel (ca. 15–20 Gramm) verwendet.

Vitamine – lebensnotwendige Stoffe

Vitamine sind Vermittler bzw. Auslöser von Stoffwechselvorgängen, aus denen der Körper letztlich seine Energie bezieht. Sie greifen in komplizierte chemische Reaktionen im Körper ein, ohne selbst Energie zu liefern. Es sind nur sehr kleine Mengen an Vitaminen zur Erhaltung und für das Wachstum des Körpers notwendig – aber diese geringen Mengen sind unverzichtbar. Allerdings kann der Körper die meisten Vitamine nicht selbst herstellen und viele auch nicht speichern, daher müssen sie von außen – also über die Nahrung oder über zusätzliche Präparate – zugeführt werden.

Vitamine liefern dem Körper keine Kalorien, sind aber lebensnotwendig, da ohne sie viele Prozesse nicht ablaufen können.

Vitaminbedarf und Vitaminmangel

Vitaminmangel ist in Deutschland weit häufiger als vermutet und führt zu massiven Gesundheitsstörungen und Krankheiten. Er kann durch falsche oder einseitige Ernährung entstehen, aber auch Krankheiten und Medikamenteneinnahme erhöhen den Vitaminbedarf teilweise deutlich.

In vielen Fällen reicht die gesunde Ernährung, die in diesem Buch beschrieben ist, nicht aus, den Vitaminbedarf vollständig zu decken oder Mangelzustände auszugleichen. Sprechen Sie mit Ihrem Arzt oder Diätassistenten, um zu klären, welche Vitamine Sie zusätzlich einnehmen sollten. Dabei haben große Dosierungen in der Regel keine

Auf einer Homepage (http://www.vitaspur.de) können Sie Ihren persönlichen Vitamin-Check-up machen.

Gesund und dauerhaft zunehmen

Fettlösliche Vitamine benötigen Fett zur Aufnahme. Da in den meisten Speisen und Lebensmitteln Fett vorkommt, ist das jedoch kein Problem.

großen Effekte, bei den fettlöslichen Vitaminen kann es sogar zu gefährlicher Überdosierung kommen. Die Einnahme eines Multivitaminpräparates nach Packungsanleitung im Rahmen einer gesunden Ernährung ist jedoch für jedermann sinnvoll.

Mögliche Symptome bei Vitaminmangel

- Vitamin A: Nachtblindheit, schuppige Haut, Infektanfälligkeit
- Vitamin B_1: Müdigkeit, Appetitlosigkeit, Leistungsabfall
- Vitamin B_2: Risse an den Lippen, spröde Haut
- Vitamin B_6: Müdigkeit, Hautveränderungen, Appetitlosigkeit
- Vitamin B_{12}: Blutarmut, Infektanfälligkeit
- Niacin: Übelkeit, Durchfall

Vitamine, ihre wichtigsten Funktionen und ihr Vorkommen

	Wichtig für	Vorkommen
Wasserlösliche Vitamine		
Vitamin B_1	Nervensystem, Steuerung des Stoffwechsels	Schweinefleisch, Leber, Scholle, Tunfisch, Vollkornprodukte (vor allem Haferflocken), Hülsenfrüchte, Kartoffeln
Vitamin B_2	Sauerstofftransport, Eiweißstoffwechsel, Haut	Milch, Milchprodukte, Fleisch, Fisch, Eier, Vollkornprodukte
Niacin	Stoffwechsel	Mageres Fleisch, Innereien, Fisch, Milch, Eier, Kartoffeln, Getreideprodukte, Nüsse, Champignons, Möhren
Vitamin B_6	Eiweißstoffwechsel, Blutbildung	Hühner-/Schweinefleisch, Fisch, Kohlgemüse, grüne Bohnen, Linsen, Feldsalat, Kartoffeln, Bananen, Birnen, Orangen, Zitronen, Vollkornprodukte, Weizenkeime, Sojabohnen

Vitamine – lebensnotwendige Stoffe

	Wichtig für	Vorkommen
Wasserlösliche Vitamine		
Folsäure	Zellbildung, Wundheilung, Blutgerinnung	Weizenkeime, Sojabohnen, Tomaten, Kohlgemüse, Spinat, Gurken, Orangen, Weintrauben, Vollkornprodukte, Kartoffeln, Fleisch, Leber, Milch, Milchprodukte
Pantothensäure	Stoffwechsel	Leber, Muskelfleisch, Fisch, Milch, Vollkornprodukte, Hülsenfrüchte (Erbsen)
Biotin	Haut, Immunsystem	Leber, Sojabohnen, Eigelb, Nüsse, Haferflocken, Spinat, Champignons, Linsen
Vitamin B_{12}	Blutbildung	Leber, Muskelfleisch, Fisch, Eier, Milch, Käse, Sauerkraut
Vitamin C	Immunsystem, Radikalfänger, Aufbau von Bindegewebe	Zitrusfrüchte, Erdbeeren, Kiwi, schwarze Johannisbeeren, Paprika, Kartoffeln, Rosenkohl, Tomaten, Kohlrabi, Feldsalat, Kresse
Fettlösliche Vitamine		
Vitamin A	Wachstum, Haut, Sehfunktion	Spinat, Grünkohl, grüne Bohnen, Brokkoli, Feldsalat, Möhren, Leber, Butter, Eigelb
Vitamin D	Knochenaufbau	Lebertran, Fettfische (z. B. Hering und Makrele), Leber, Margarine (mit Vitamin D angereichert), Eigelb, Kalbfleisch, Champignons
Vitamin E	Radikalfänger, Immunsystem	Weizenkeime, Sojabohnen, Weizenkeimöl, Maiskeimöl
Vitamin K	Blutgerinnung	Grünes Gemüse (Spinat, Grünkohl), Tomaten, Hagebutten, Haselnüsse, Leber, Fleisch

- Folsäure: Schlaflosigkeit, Depressionen, Blutbildungsstörungen
- Pantothensäure: Hautschäden, Infektanfälligkeit
- Biotin: Müdigkeit, Appetitlosigkeit, Hautveränderungen
- Vitamin C: Infektanfälligkeit, verzögerte Wundheilung
- Vitamin D: Muskelschwäche, Knochenschmerz, Osteoporose
- Vitamin E: Nerven- und Zellschäden, Rheumaschübe

Wasserlösliche und fettlösliche Vitamine

Es gibt wasserlösliche und fettlösliche Vitamine. Die Vitamine der B-Gruppe und Vitamin C sind wasserlöslich, das heißt, sie benötigen Wasser zur Aufnahme aus dem Verdauungstrakt. Sie können nur in geringen Mengen im Körper gespeichert werden und müssen darum täglich neu über die Nahrung zugeführt werden. Eine Überversorgung mit wasserlöslichen Vitaminen ist in der Regel unbedenklich.

Die Vitamine A, D, E und K sind fettlöslich, das heißt, sie benötigen Fette oder Öle, um aus dem Darm vom Körper aufgenommen zu werden. Fettlösliche Vitamine müssen nicht täglich aufgenommen werden, da der Körper sie speichert. Durch diese Speicherung kann es allerdings zu einer Überversorgung kommen, die unter besonderen Umständen sogar zu Vergiftungen führt.

Mineralstoffe für Knochen und Hormone

Menschen, die gesund leben, leiden normalerweise nicht unter Mineralstoffmangel. Jedoch erhöhen Krankheiten, starkes Rauchen, Stress oder eine Schwangerschaft den Bedarf, dann kann es zur Unterversorgung kommen.

Mineralstoffe liefern wie Vitamine ebenfalls keinerlei Kalorien. Trotzdem sind sie lebensnotwendig, denn viele Prozesse im Körper können ohne sie nicht funktionieren. Mineralstoffe sind Baustoffe (beispielsweise für die Knochen) oder wichtig für die Bildung von Hormonen (beispielsweise Jod).

Man unterscheidet zwischen Mengen- und Spurenelementen. Diese Einteilung bezieht sich auf den mengenmäßigen Anteil im Körper: Der Anteil von Mengenelementen ist höher als 50 Milligramm, der von Spurenelementen niedriger als 50 Milligramm pro Kilogramm Kör-

Mineralstoffe für Knochen und Hormone

pergewicht. Eine Ausnahme bildet lediglich Eisen, das zu den Spurenelementen zählt, obwohl 60 Milligramm pro Kilogramm Körpergewicht vorkommen.

Die Versorgung mit Mineralstoffen ist in Deutschland nicht optimal. Besonders häufig kommt ein Mangel an Jod, Fluorid oder Magnesium vor, viele Diabetiker leiden außerdem an Zink- und Chrommangel. Lassen Sie sich von einem Fachmann bezüglich der Einnahme von Mineralstoffpräparaten beraten. Auch für Mineralstoffe gilt, dass viel nicht viel hilft sondern sogar schaden kann. Die Einnahme eines Multimineralstoffpräparates ist auch im Rahmen einer gesunden Ernährung empfehlenswert.

Mineralstoffe, ihre wichtigsten Funktionen und ihr Vorkommen

	Wichtig für	Vorkommen
Mengenelemente		
Natrium	Regulation des Wasserhaushalts, Reizübertragung, Enzymaktivator	Speisesalz, Fertiggerichte, Geräuchertes, Gepökeltes, Wurst, Kaviar, Käse, Salz- und Matjesheringe, Salzgebäck
Kalium	Gegenspieler des Natriums bei der Reizübertragung, Enzymaktivator	Trockenobst, frisches Obst (vor allem Bananen) und Gemüse, Obst- und Gemüsesäfte, Kartoffeln, Hülsenfrüchte, Chips, Pistazien, Mandeln
Kalzium	Knochen, Zähne, Nerven- und Muskelfunktion, Blutgerinnung	Milch und Milchprodukte, grüne Gemüsesorten, Kohlgemüse
Phosphor	Wichtigster Skelettbaustein, Energiestoffwechsel	Schmelz- und Hartkäse, Nüsse und Samen, Schokolade, Hülsenfrüchte, Eigelb

Gesund und dauerhaft zunehmen

Bei Zinkmangel sollte man täglich 15 bis 30 Milligramm Zink als Kapsel einnehmen. Besonders gut wirksam ist die Verbindung Zinkhistidin.

Mögliche Folgen bei Mineralstoffmangel
- Jod: Kropfbildung
- Magnesium: Muskelkrämpfe, Gewichtsabnahme
- Zink: Haarausfall, brüchige Fingernägel, Abwehrschwäche, erhöhte Blutzuckerwerte, Entzündungen, Veränderungen der Geruchs- und Geschmackswahrnehmung

	Wichtig für	Vorkommen
Mengenelemente		
Magnesium	Enzymatische Reaktionen, Nerven- und Muskelfunktion	Vollkornprodukte, Nüsse, Hülsenfrüchte, Fisch, Schokolade, Getreideerzeugnisse, grünes Gemüse
Spurenelemente		
Eisen	Sauerstofftransport im Blut, Sauerstoffspeicher im Muskel	Fleisch, Leber, Hülsenfrüchte, grünes Gemüse, Eigelb, Austern, Pfifferlinge, Vollkornprodukte, Mandeln
Jod	Baustein der Schilddrüsenhormone	Lebertran, Seefisch, Schaltiere, jodiertes Speisesalz
Fluorid	Kariesprophylaxe, Knochenstabilität	Bestimmte Mineralwässer, fluoridiertes Speisesalz, europäische Walnüsse, Kaviar, Geräuchertes, Seefisch
Selen	Schutz vor Radikalen, Schilddrüsenstoffwechsel	Steinpilze, Nüsse, Innereien, Austern, Vollkornmehle
Zink	Stoffwechsel, Insulinwirkung, Wundheilung, Geschmacks-/Geruchssinn	Austern, Leber, Käse, Kakao, Rind- und Schweinefleisch, Kohlgemüse, Nüsse

Tipps und Tricks für den Alltag – Zunehmen leicht gemacht

Im Folgenden haben wir für Sie die wichtigsten Tipps und Tricks zum gesunden Zunehmen zusammengestellt. Alle Ratschläge sind einfach in die Praxis umzusetzen, und wenn Sie sich danach richten, werden Sie nachhaltige Erfolge sehen.
Wenn Sie Zusatznahrung verwenden, werden Sie schneller und gesünder zunehmen als mit »normalen« Nahrungsmitteln. In den Rezepten finden Sie viele Möglichkeiten, wie Sie Zusatznahrung einfach einsetzen können.

Mit der richtigen Zubereitung das Energiekonto füllen

- Essen Sie über den Tag verteilt fünf bis acht kleinere Mahlzeiten.
- Bereiten Sie die Salatsaucen mit hochwertigem Öl, mit Sahne oder Mayonnaise zu.
- Alle Pflanzenöle können auch zum Braten oder Frittieren verwendet werden.
- Verwenden Sie zum Süßen von Getränken, Jogurt oder Müslis Haushaltszucker, Honig oder am besten Traubenzucker. Letzterer ist nur halb so süß wie Haushaltszucker, folglich kann man eine größere Menge verwenden und eine höhere Energieaufnahme erzielen.
- Verwenden Sie Margarine mit einem hohen Gehalt an mehrfach ungesättigten Fettsäuren als Brotbelag und zum Verfeinern von Gemüse. Ideal geeignet ist Diätmargarine.
- Bereiten Sie Kakao und andere Milchgetränke mit Vollmilch und Sahne zu.
- Bereiten Sie Milchshakes, Puddings, Cremespeisen, Quarkfruchtspeisen mit neutralen Trink- und Sondennahrungen zu. Wasser, Milch oder Sahne lässt sich beispielsweise bei Suppen oder Kuchen durch Trinknahrung ersetzen.
- Rohkostsalate bekommen durch hochwertige pflanzliche Öle wie Rapsöl, Distelöl oder Olivenöl und durch die Zugabe von Nüssen (geröstete Pistazien, Walnüsse, Mandeln, Sesamsamen) einen höheren Energiegehalt.
- Bereiten Sie Teigwaren, Reis, Klöße und Kartoffeln kalorienreich zu. Zum Beispiel können Sie Kartoffelpüree mit Sahne, Butter oder hochwertiger Margarine anreichern oder Kartoffeln in Rapsöl frittieren.
- Legieren Sie Suppen oder auch Saucen mit Eigelb.
- Sahne, Crème fraîche und Schmand haben einen hohen Fettgehalt, Sie können damit Suppen, Saucen und Milchspeisen zubereiten. Allerdings sollten Sie grundsätzlich häufiger pflanzliche als tierische Fette verwenden.

Gesund und dauerhaft zunehmen

- Obst kann roh verzehrt werden. Wenn Sie es zubereiten, wird es jedoch kalorienhaltiger: als gesüßtes Kompott oder Mus, als Süßspeise oder in Milchshakes.
- Bereiten Sie Gemüse kalorienhaltig zu: Cremesuppen, Eintöpfe, Aufläufe, im Backteig, mit Blätterteig oder in Nudelsalaten mit Mayonnaise.

Die Auswahl der Nahrungsmittel

- Ernähren Sie sich grundsätzlich möglichst vollwertig. Essen Sie täglich Vollkornbrot, Roggen- oder Weizenmischbrot mit Leinsamen, Sonnenblumenkernen und/oder Kürbiskernen.
- Essen Sie italienische Antipasti, das ist in Olivenöl eingelegtes Gemüse, z. B. Tomaten, Champignons, Artischocken oder Zucchini.
- Wählen Sie energiereiche Brotaufstriche: z. B. Pesto (mit Olivenöl zubereitet) oder Nussaufstriche und Erdnussbutter.
- Kaufen Sie Milch und Milchprodukte (Quark, Jogurt, Käse) mit hoher Fettstufe.
- Energiereiche Obstsorten sind Bananen, Kirschen, Weintrauben, Pflaumen oder Avocados und Trockenobst.
- Verzehren Sie mindestens dreimal pro Woche Fleisch oder Hülsenfrüchte.
- Nehmen Sie kalorienreiche Zwischenmahlzeiten zu sich. Es eignen sich Milchprodukte mit hohem Fettgehalt sowie Snacks wie Nüsse, Mandeln, Erdnüsse, Pistazien, Studentenfutter, Trockenobst, Frucht- oder Nussschnitten.
- Wenn zuckerreiche Lebensmittel verwendet werden, dann am besten in Verbindung mit komplexen, das heißt ballaststofffreichen Kohlenhydraten, z. B. Trockenfrüchte mit Honig in Müsli.
- Fleisch sollte zwei- bis dreimal pro Woche auf dem Speiseplan stehen. Essen Sie aber nicht zu viele fette Fleisch- und Wurstwaren, denn sie enthalten gesättigte Fettsäuren und ungünstiges Cholesterin. Bereiten Sie die Gerichte lieber kalorienhaltig mit hochwertigen Pflanzenölen zu.
- Essen Sie mindestens einmal pro Woche Fisch, hier können Sie auch die fetten Sorten wählen, wie Lachs, Makrele, Hering, Aal oder Ölsardinen. Sie enthalten gesunde Omega-3-Fettsäuren.
- Kuchen aus Blätter-, Plunder- oder Mürbeteig, Schokorührkuchen, Frankfurter Kranz, Windbeutel und Eclairs sollten nicht täglich auf dem Speiseplan stehen, Sie können sich aber ab und zu ein Stück dieser kalorien- und fettreichen Leckereien gönnen.
- Snacks und Süßigkeiten zwischendurch sind erlaubt, sollen aber keine Hauptmahlzeit ersetzen. Müsliriegel, Nussriegel oder Fruchtschnitten sind Schokoriegeln vorzuziehen, da sie in der Regel neben Fett und Zucker auch wertvolle Vitamine, Mineralstoffe und Ballaststoffe enthalten.
- Wechseln Sie häufig die Brotsorte und den Brotbelag, um Spaß am Essen zu haben.

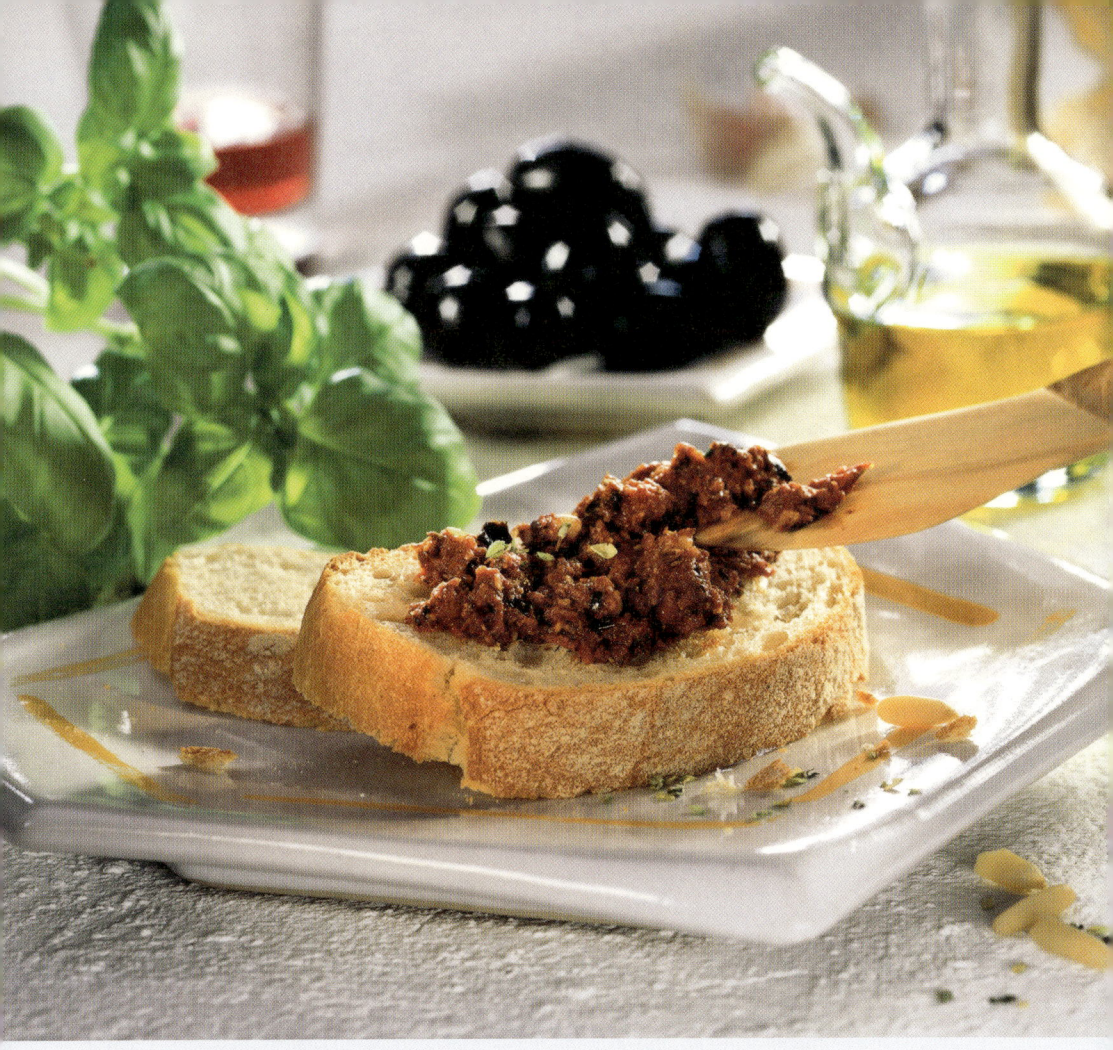

Gesunde fettreiche Brotaufstriche sind z. B. Olivenpaste und Pesto.

Wechseln Sie dabei zwischen süß und pikant: Honig, Konfitüre, Gelee, Sirup, Schokoladencreme, Nussmus oder Ei-Scheiben, Wurst, Käse, Lachs, kaltes Fleisch mit Remoulade, Sülze, Kräuter-Sahne-Quark usw.

- Essen Sie zwischendurch kalorienhaltig zubereitete Salate: Gemüserohkost, Reis-, Nudel-, Kartoffel-, Geflügel-, Fisch- oder Fleischsalat.
- Senf, Meerrettich, Rettich, Radieschen, Zwiebeln, Ingwer und Curry regen die Magensäfte und damit den Appetit an. Würzen Sie Ihre Speisen damit – Radieschen und Rettich können Sie auch als Salat zubereiten oder roh zwischendurch essen.
- Frische Kräuter wirken ebenfalls appetitanregend. Verwenden Sie diese reichlich zu Salaten und auf Brot, z. B. mit Quark.
- Essen Sie als Vorspeise vor einem Hauptgericht eine Suppe.

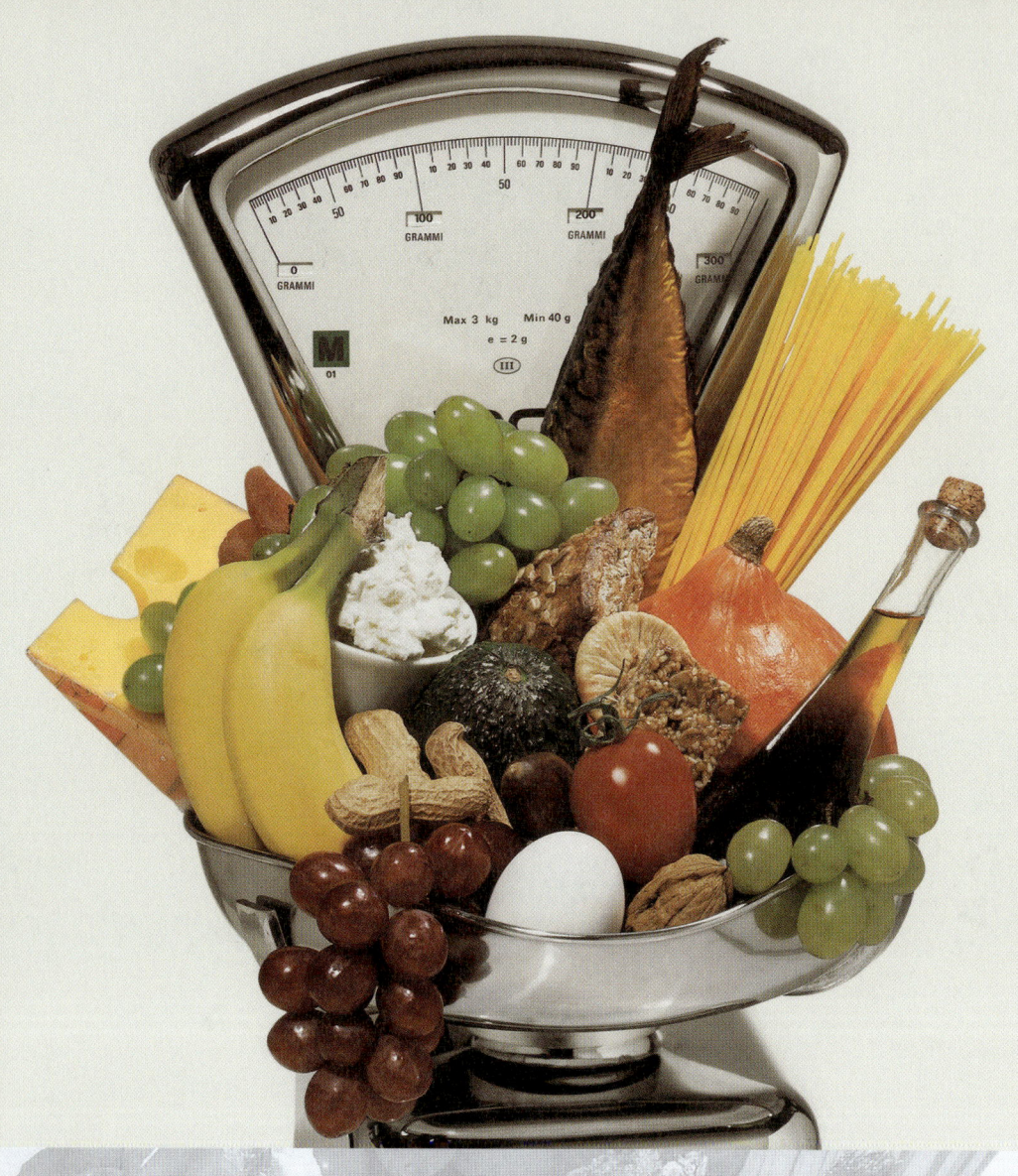

Rezepte zum gesunden Zunehmen

Tageskostplan mit etwa 3300 Kalorien

In diesem Kapitel stellen wir Ihnen einige Rezepte vor, mit denen Sie lecker zunehmen können. Bei vielen Rezepten haben wir Zusatznahrung verwendet, so dass Sie sich mit dem Umgang vertraut machen können. Die Bezugsquellen für die verwendeten Produkte finden Sie auf Seite 125. Der unten stehende Tagesplan, der aus den folgenden Rezepten zusammengestellt wurde, soll Ihnen als Anregung für Ihre individuellen Tagespläne dienen.

Tagesplan mit etwa 3300 Kilokalorien

Lebensmittel/Mahlzeit	Energie (kcal)	Eiweiß (g)	Fett (g)	KH (g)
Frühstück mit Honig und Konfitüre	505,3	15,8	12,2	81,8
Zwischenmahlzeit: Radieschen-Knäcke	472,4	20,0	19,6	53,4
Mittagessen Vorspeise: Zwiebelsuppe mit Weißbrotscheiben	345,6	16,0	18,4	20,2
Hauptspeise: Bandnudeln mit Spinat	546,4	16,1	20,7	69,6
Zwischenmahlzeit: Müsliriegel	183,0	3,8	8,9	21,9
Abendessen: Entenbrust auf Salat	408,5	15,3	29,2	18,7
Dazu 2 Scheiben Vollkornbrot	187,9	6,5	1,0	37,6
1 Banane	142,7	1,7	0,3	32,1
Getränke insgesamt 1 Liter Apfelsaft + 1 Liter Mineralwasser	494,7	3,2	3,3	106,1
Gesamt (Energieprozent)	3286,5	98,4 = 12%	113,6 = 31%	441,4 = 54%

Abkürzungen

EL	= Esslöffel
i. Tr.	= in der Trockenmasse
g	= Gramm
geh.	= gehäuft
gestr.	= gestrichen
l	= Liter
ml	= Milliliter
Pck.	= Päckchen
Pr.	= Prise
TK	= Tiefkühlkost
TL	= Teelöffel

Rezepte zum gesunden Zunehmen

Frühstück mit Honig und Konfitüre

Zubereitungszeit: etwa 10 Minuten ▪ Für 1 Portion

300 ml Bohnenkaffee
1 TL Zucker (5 g)
10 g Eiweißkonzentrat
(z. B. ResourcE® Protein 88)
1 EL Sahne

2 Weizenbrötchen
2 TL Diätmargarine (10 g)
25 g Blütenhonig
25 g Erdbeerkonfitüre

Pro Portion
505,3 Kilokalorien
15,8 g Eiweiß
12,2 g Fett
81,8 g Kohlenhydrate

1 In den Kaffee Zucker, Eiweißkonzentrat und Sahne einrühren.
2 Die Brötchen durchschneiden und alle Hälften mit Margarine bestreichen. Nach Belieben Honig oder Konfitüre darauf verteilen.

Mediterranes Frühstück

Zubereitungszeit: etwa 10 Minuten ▪ Für 1 Portion

¼ l Schwarzer Tee oder Kaffee
2 TL Zucker (10 g)
10 g Eiweißkonzentrat
(z. B. ResourcE® Protein 88)
1 EL Kaffeesahne 10 % Fett

1 Brötchen
1 Scheibe Roggenvollkornbrot
2 TL Diätmargarine (10 g)
30 g Pesto
30 g Doppelrahmfrischkäse

Pro Portion
659,3 Kilokalorien
18,8 g Eiweiß
40,5 g Fett
55 g Kohlenhydrate

1 In den Tee oder Kaffee, Zucker, Eiweißkonzentrat und Kaffeesahne einrühren.
2 Das Brötchen und das Brot mit Diätmargarine und abwechselnd je nach Belieben mit Pesto oder Frischkäse bestreichen.

Tipp   Pesto ist eine italienische Spezialsauce, die aus frischem Basilikum, Pecorinokäse, Pinienkernen, Knoblauch und Olivenöl hergestellt wird. Normalerweise wird es als Sauce zu heißen Nudeln gegessen, es ist aber auch ein pikanter Brotaufstrich.

Frühstücksrezepte

Frühstück mit Camembert und Tomate

Zubereitungszeit: etwa 10 Minuten ■ Für 1 Portion

200 ml Tee, Sorte nach Belieben	fluoridiertes Jodsalz
2 TL Honig (10 g)	2 Scheiben Weizenmischbrot
10 g Energiekonzentrat	1 EL Diätmargarine (20 g)
(z. B. Duocal®)	35 g Camembert 45 % Fett i. Tr.
1 Tomate (100 g)	

Pro Portion
516,2 Kilokalorien
14,3 g Eiweiß
27,1 g Fett
53,4 g Kohlenhydrate

1 Den Tee mit Honig süßen und das Energiekonzentrat darin vollständig verrühren.
2 Die Tomate waschen, achteln und etwas salzen.
3 Das Brot mit Margarine bestreichen und den Camembert darauf verteilen.

Radieschen-Knäcke

Zubereitungszeit: etwa 15 Minuten ■ Für 1 Portion

50 g Radieschen	1 geh. EL saure Sahne (30 g)
fluoridiertes Jodsalz	10 g Energiekonzentrat
ein paar Stängel frische Petersilie	(z. B. Duocal®)
60 g Gervais (50 % Fett) oder Doppelrahmfrischkäse	60 g Weizenknäckebrot (4 Scheiben)

Pro Portion
472,4 Kilokalorien
20 g Eiweiß
19,6 g Fett
53,4 g Kohlenhydrate

1 Radieschen putzen, waschen, grob raspeln, in eine Schüssel geben und etwas salzen. Kurz stehen lassen, damit sie wässern.
2 Inzwischen die Petersilie waschen und hacken.
3 Die Radieschen ausdrücken, das Wasser abgießen. Mit Petersilie, Gervais, Sahne, Energiekonzentrat und Salz vermengen. Die Masse auf das Knäckebrot streichen.

TIPP Wer mag, kann noch Kresse über den Frischkäse streuen.

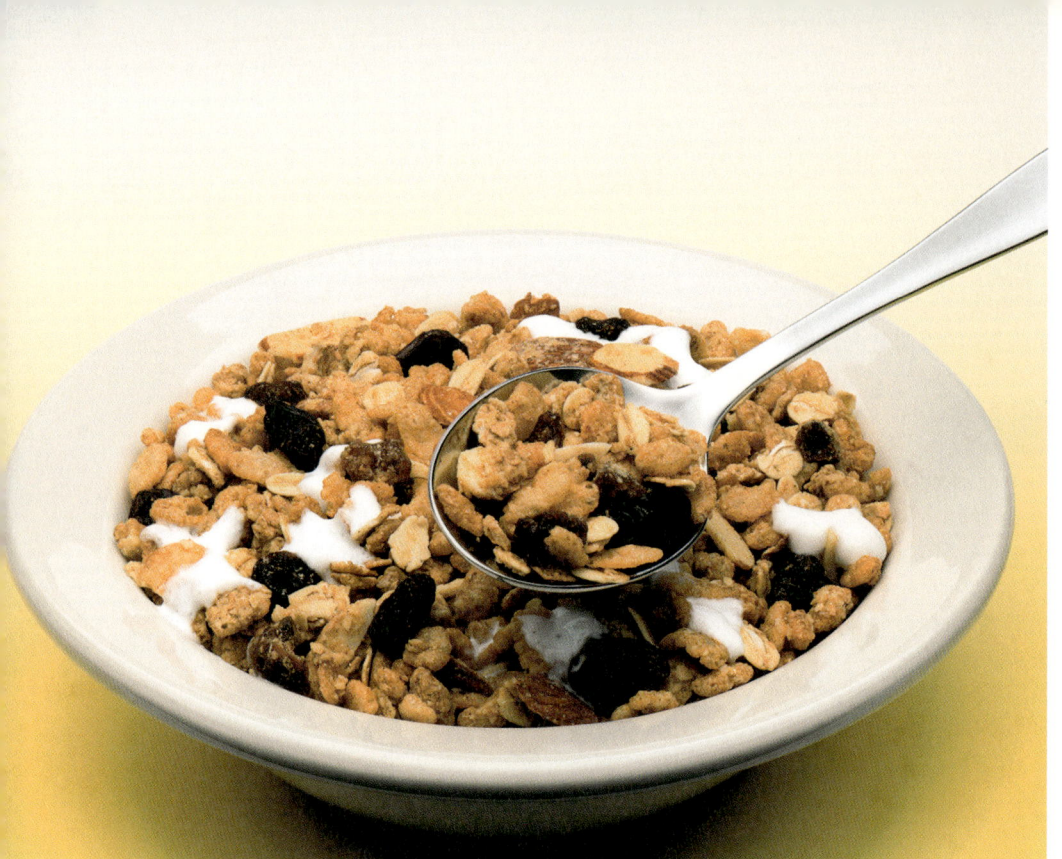

Früchtemüsli

Zubereitungszeit: etwa 10 Minuten ▪ Für 1 Portion

200 g gemischtes Obst nach Saison
150 ml Vollmilch
10 g Energiekonzentrat
(z. B. Duocal®)

2 TL Honig (10 g)
2 EL Vollkornhaferflocken
1 TL Rosinen
1 TL Sonnenblumenkerne

Pro Portion
471,7 Kilokalorien
11,9 g Eiweiß
13,6 g Fett
74 g Kohlenhydrate

1 Obst waschen, bei Bedarf schälen und in kleine Stücke schneiden.
2 In der Milch das Energiekonzentrat auflösen und den Honig einrühren.
3 Haferflocken, Rosinen und Sonnenblumenkerne dazugeben und alles vermischen.

Frühstücksrezepte

Konzentrationsmüsli

Zubereitungszeit: etwa 10 Minuten ▪ Für 1 Portion

½ Apfel
½ Banane
4 getrocknete Aprikosen
200 g Vollmilchjogurt
10 g Energiekonzentrat
(z. B. Duocal®)

2 TL Honig (10 g)
3 EL Haferflocken
2 EL Cornflakes
1 TL Leinsamen
1 EL gehackte Walnüsse

Pro Portion
713,1 Kilokalorien
18,3 g Eiweiß
14,2 g Fett
122,9 g Kohlenhydrate

1 Den Apfel waschen und reiben, die Banane schälen und in Scheiben schneiden. Die Aprikosen vierteln oder in Streifen schneiden.
2 In den Jogurt das Energiekonzentrat und den Honig einrühren.
3 Apfel, Bananen, Aprikosen, Haferflocken, Cornflakes und Leinsamen in den Jogurt geben und alles gut verrühren.
4 Mit den Walnüssen bestreut servieren.

Kresse-Frischkäse-Toast

Zubereitungszeit: etwa 10 Minuten ▪ Für 1 Portion

2 Scheiben Vollkorntoast
4 EL körniger Frischkäse (80 g)
½ Kästchen Kresse
fluoridiertes Jodsalz

Pfeffer
10 g Energiekonzentrat
(z. B. Duocal®)
150 ml Tomatensaft

Pro Portion
287,6 Kilokalorien
16,7 g Eiweiß
8,2 g Fett
35,2 g Kohlenhydrate

1 Die Brotscheiben toasten und mit Frischkäse bestreichen.
2 Die Kresse abschneiden, waschen und auf den Toast streuen. Das Ganze salzen und pfeffern.
3 Das Energiekonzentrat in den Tomatensaft rühren und dazu trinken.

Rezepte zum gesunden Zunehmen

Ciabatta mit Tomatenaufstrich

Zubereitungszeit: etwa 25 Minuten ▪ Für 4 Portionen

Pro Portion
378,8 Kilokalorien
6,9 g Eiweiß
26,7 g Fett
28 g Kohlenhydrate

3 große Fleischtomaten
2 Sardellenfilets
1 Knoblauchzehe
1 Frühlingszwiebel
1 TL gehackter Oregano
2 EL gehacktes Basilikum
fluoridiertes Jodsalz
Pfeffer
6 EL Olivenöl extra vergine
4 Scheiben Baguette oder Ciabatta

1 Tomaten über Kreuz einritzen, überbrühen, häuten, von den Stielansätzen befreien und entkernen. Das Fruchtfleisch hacken.
2 Sardellenfilets abspülen und ebenfalls hacken. Knoblauch pressen, die Frühlingszwiebel putzen und in hauchdünne Ringe schneiden.
3 Alle vorbereiteten Zutaten vermengen. Oregano und Basilikum hinzufügen, salzen, pfeffern und zum Schluss mit dem Öl vermischen.
4 Die Brotscheiben goldgelb toasten und die Tomatenmischung gleichmäßig darauf verteilen. Sofort servieren.

Möhrensticks mit Avocado-Dip

Zubereitungszeit: etwa 35 Minuten ▪ Für 4 Portionen

Pro Portion
329,6 Kilokalorien
3,9 g Eiweiß
31,4 g Fett
8,5 g Kohlenhydrate

500 g Möhren
2 reife Avocados
2 Tomaten
1 Zwiebel
2 grüne Chilischoten
1 TL gehacktes Koriandergrün
2 EL Olivenöl extra vergine
fluoridiertes Jodsalz, Pfeffer

1 Möhren schälen, waschen und in längliche Streifen schneiden.
2 Für den Dip die Avocados halbieren und die Kerne entfernen. Das Fruchtfleisch herauslösen und mit einer Gabel fein zerdrücken.
3 Tomaten häuten, von den Stielansätzen befreien und fein hacken. Zwiebel schälen, Chilischoten putzen und sorgfältig entkernen. Beides möglichst fein hacken.
4 Alles zusammen mit Koriander und Öl in eine Schüssel geben und gut mischen. Salzen, pfeffern und sofort servieren.

Leckere Snacks

Blätterteig-Gemüse-Snack

Zubereitungszeit: etwa 40 Minuten + Backzeit ▪ Für 10 Portionen

450 g Blätterteig (TK oder aus dem Kühlregal)	fluoridiertes Jodsalz
250 g Brokkoli	2 gestr. EL Diätmargarine (30 g)
250 g Blumenkohl	Muskat
5 Möhren	1 Eigelb
	150 g mittelalter Gouda 45% Fett i. Tr.

Pro Portion
297,3 Kilokalorien
7,7 g Eiweiß
22,9 g Fett
15,2 g Kohlenhydrate

1 Die Blätterteigscheiben, falls tiefgefroren, nach Packungsanweisung auftauen. Aus dem Blätterteig zehn Quadrate schneiden. Den Backofen auf 200 °C (Umluft 180 °C, Gas Stufe 3–4) vorheizen.
2 Brokkoli und Blumenkohl putzen, waschen und in kleine Röschen teilen, Möhren schälen, waschen und in Scheiben schneiden. Alles in kochendem Salzwasser blanchieren, abtropfen lassen. Die Margarine erhitzen, das Gemüse kurz dünsten, mit Salz und Muskat würzen.
3 Die Blätterteigquadrate auf ein mit Backpapier ausgelegtes Blech legen. Die Ecken nach innen klappen und mit Eigelb bestreichen. Jeweils in die Mitte das Gemüse geben.
4 Den Käse in schmale Streifen schneiden und jeweils zwei Käsestreifen über das Gemüse legen. Etwa 15 Minuten backen.

Paprika-Geflügel-Burger

Zubereitungszeit: etwa 10 Minuten ▪ Für 1 Portion

1 Vollkornbrötchen	1 kleine Paprikaschote
1 TL Meerrettich	1 Scheibe Geflügelmortadella (30 g)
1 EL Quark 20% Fett	150 g Dickmilch mit Frucht 10% Fett

Pro Portion
415,7 Kilokalorien
18,1 g Eiweiß
18,2 g Fett
43,5 g Kohlenhydrate

1 Das Brötchen durchschneiden und beide Hälften mit Meerrettich und Quark bestreichen.
2 Die Paprika waschen, putzen und in Streifen schneiden. Zusammen mit der Wurst auf eine Brötchenhälfte legen und zudecken.
3 Dazu die Dickmilch trinken.

Rezepte zum gesunden Zunehmen

Bagels mit Kräuter-Dip

Zubereitungszeit: 50 Minuten + Zeit zum Gehen und Backen ▪ Für 12 Stück

Pro Portion
249,3 Kilokalorien
10 g Eiweiß
7,3 g Fett
35,3 g Kohlenhydrate

Pro Bagel mit Kräuter-Dip
330,9 Kilokalorien
18 g Eiweiß
15,3 g Fett
40,4 g Kohlenhydrate

330 ml Vollmilch
50 g Diätmargarine
30 g frische Hefe
1 TL Zucker

660 g Weizenvollkornmehl
1½ TL fluoridiertes Jodsalz
2 Eier
1 Eiweiß

Kräuter-Dip ▪ Für 1 Portion

½ Frühlingszwiebel
⅛ rote Paprika
50 g Quark 20 % Fett
1 EL saure Sahne (25 g)
6 g Eiweißkonzentrat
(z. B. ResourcE® Protein 88)

1 TL gehackte Petersilie
1 TL gehackter Kerbel
etwas Schnittlauch
½ Kästchen Kresse
etwas Zitronensaft
fluoridiertes Jodsalz, Pfeffer

1 Für die Bagels zuerst die Milch in einem kleinen Topf erwärmen, die Margarine in einem zweiten Topf schmelzen. In einer Schüssel Hefe, Zucker und Milch zu einem Vorteig verrühren und 3 Minuten an einem warmen Ort ruhen lassen.

2 Mehl, Margarine, Salz und zwei Eier zum Vorteig geben, alles zu einem Hefeteig verarbeiten. An einem warmen Ort gehen lassen.

3 Teig noch einmal durchkneten und zwölf runde Brötchen formen. In jedes Brötchen mit dem Kochlöffelstiel in der Mitte ein Loch formen, die Bagels bedeckt nochmals 10 Minuten gehen lassen. Den Backofen auf 220 °C (Umluft 200 °C, Gas Stufe 4) vorheizen.

4 In einem großen Topf Wasser zum Kochen bringen und je vier Heferinge ins Wasser geben. Wenn sie an der Oberfläche schwimmen, noch 3 Minuten abwarten, dann wenden und nach einer weiteren Minute herausnehmen. Auf einem Sieb abtropfen lassen. Dann mit Eiweiß bestreichen und im Backofen 20 bis 25 Minuten backen.

5 Für den Kräuter-Dip die Frühlingszwiebel putzen, waschen und in feine Ringe schneiden. Den Paprika waschen, putzen und klein würfeln. Quark und saure Sahne mit Zwiebeln, Paprika, Eiweißkonzentrat, Kräutern und Zitronensaft verrühren, salzen und pfeffern.

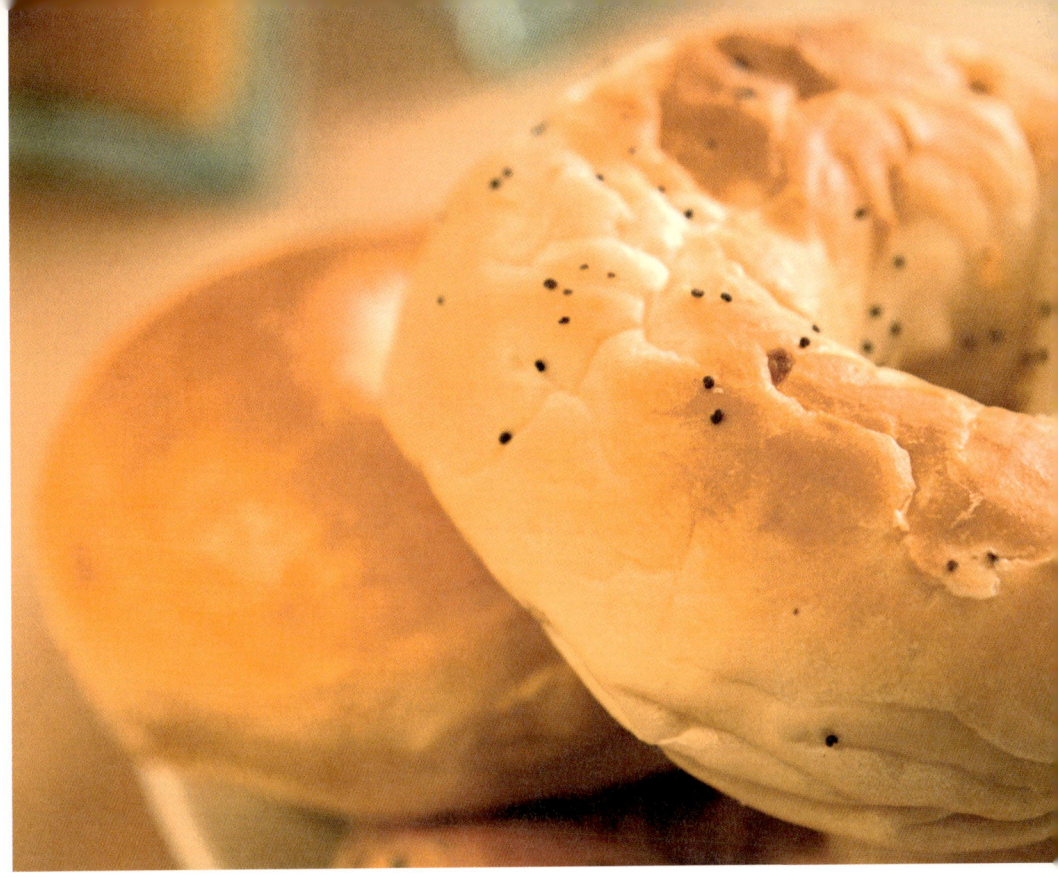

Kartoffelpuffer mit Apfelmus
Zubereitungszeit: etwa 40 Minuten ▪ Für 1 Portion

200 g Kartoffeln
fluoridiertes Jodsalz
1 kleine Zwiebel (30 g)
½ Ei
20 g Quark 20 % Fett oder Sahnequark
1 geh. EL Maisstärke
15 g Energiekonzentrat (z. B. Duocal®)
Muskat
2 EL Rapsöl
120 g Apfelmus aus dem Glas

Pro Portion
566 Kilokalorien
10,7 g Eiweiß
28,1 g Fett
66,3 g Kohlenhydrate

1 Kartoffeln waschen, schälen, reiben und salzen. Etwas stehen lassen und danach die Flüssigkeit ausdrücken.
2 Zwiebel schälen, fein hacken. Mit Kartoffeln, Ei, Quark, Stärke und Energiekonzentrat vermischen, mit Salz und Muskat würzen.
3 Das Öl in einer Pfanne erhitzen, die Kartoffelmasse portionsweise hineingeben und etwas flach drücken. Auf beiden Seiten goldgelb braten. Die heißen Kartoffelpuffer mit Apfelmus servieren.

Rezepte zum gesunden Zunehmen

Weinsuppe

Zubereitungszeit: etwa 20 Minuten ▪ Für 1 Portion

Pro Portion
403,0 Kilokalorien
14 g Eiweiß
29,2 g Fett
13,8 g Kohlenhydrate

1 Scheibe Vollkorntoast
2 TL Diätmargarine (10 g)
200 ml Rindfleischbrühe
3 EL trockener Weißwein
2 EL Sahne
fluoridiertes Jodsalz
Muskat, 1 Eigelb
6 g Eiweißkonzentrat
(z. B. ResourcE® Protein 88)
gehackte Petersilie

1 Toastbrot in kleinen Würfeln in der Margarine anrösten.
2 Die Rindfleischbrühe mit Weißwein aufkochen, Sahne dazugießen, mit Salz und Muskat würzen und noch einmal aufkochen lassen.
3 Die Suppe von der Kochplatte nehmen, Eigelb und Eiweißkonzentrat unterrühren. Mit Brotwürfeln und Petersilie servieren.

Tomatensuppe mit Reis

Zubereitungszeit: etwa 15 Minuten ▪ Für 1 Portion

Pro Portion
291,9 Kilokalorien
5,2 g Eiweiß
13,6 g Fett
36,2 Kohlenhydrate

1 kleine Zwiebel (40 g)
2 TL Diätmargarine (10 g)
1 EL Tomatenmark
1 kleine Dose Pizzatomaten (250 g)
15 g Energiekonzentrat (z. B. Duocal)
80 g gekochter Reis
½ TL Kräuter der Provence
fluoridiertes Jodsalz
Pfeffer
1 EL saure Sahne (25 g)

1 Die Zwiebel schälen und fein hacken. Die Margarine erhitzen und die Zwiebeln darin anschwitzen.
2 Tomatenmark dazugeben und kurz mitdünsten. Mit den Pizzatomaten auffüllen und alles zusammen 5 Minuten kochen lassen.
3 Das Energiekonzentrat einrühren und die Suppe pürieren. Den gekochten Reis in der Suppe kurz mit erwärmen.
4 Kräuter und Gewürze zugeben und die Suppe in einen Teller füllen. Einen Klecks saure Sahne in die Mitte setzen, mit einer Gabel kreisförmig kurz durchziehen und die Suppe so marmorieren.

Sättigende Suppen

Tipp Sie können für diese Suppe Reis vom Vortag verwenden. Wenn Sie keine Reste haben, kochen Sie etwa 20 Gramm Reis in etwas Salzwasser gar. Dies ergibt etwa 80 Gramm gekochten Reis.

Feine Sauerampfersuppe

Zubereitungszeit: etwa 30 Minuten ▪ Für 4 Portionen

- 1 Bund Sauerampfer
- 1 kleine Zwiebel (50 g)
- ½ Lauchstange
- 4 Kartoffeln
- 1 EL Diätmargarine (20 g)
- 200 ml trockener Weißwein
- 600 ml Rindfleischbrühe
- 100 g Sahne
- 100 ml energiereiche Zusatznahrung (z. B. Biosorb® Energie oder Biosorb® 1500)
- fluoridiertes Jodsalz
- Pfeffer, Muskat
- etwas Zitronensaft

Pro Portion
306,4 Kilokalorien
7,5 g Eiweiß
17,4 g Fett
19,4 g Kohlenhydrate

1 Die Stiele der Sauerampferblätter abschneiden und die Blätter waschen. Die Zwiebel schälen, den Lauch waschen und putzen, beides in feine Ringe schneiden. Die Kartoffeln schälen und klein würfeln.

2 Die Margarine erhitzen, darin Kartoffeln, Zwiebeln und Lauch anschwitzen, das Gemüse mit Weißwein ablöschen und mit der Brühe auffüllen.

3 Etwa 15 Minuten dünsten, bis die Kartoffeln bissfest sind, danach die Sauerampferblätter zugeben. Weiter kochen lassen, bis die Blätter zusammengefallen sind, das dauert nur etwa 2 Minuten.

4 Die Suppe pürieren, Sahne und Zusatznahrung hinzufügen und kurz aufkochen lassen. Mit Salz, Pfeffer und Muskat würzen.

5 Zum Schluss noch etwas Zitronensaft in die Suppe rühren, sonst bekommt sie schnell eine bräunlich grüne Farbe.

Rezepte zum gesunden Zunehmen

Frische Radieschensuppe

Zubereitungszeit: etwa 30 Minuten ▪ Für 1 Portion

80 g Radieschen	etwas Liebstöckel
1 kleine Schalotte (15 g)	10 g Energiekonzentrat
1 TL Diätmargarine (5 g)	(z. B. Duocal®)
3 TL Hafer gemahlen (8 g)	2½ EL Sahne
200 ml Gemüsebrühe	fluoridiertes Jodsalz, Pfeffer

Pro Portion
268,3 Kilokalorien
6,0 g Eiweiß
19,2 g Fett
18,2 g Kohlenhydrate

1 Radieschen putzen, waschen und grob hacken. Schalotte schälen, waschen und fein würfeln.

2 Die Margarine erhitzen, darin Radieschen und Schalotten anschwitzen. Den Hafer dazustreuen und kurz mitrösten.

3 Mit Gemüsebrühe aufgießen und die Suppe etwa 5 Minuten kochen lassen. Liebstöckel und Energiekonzentrat dazugeben und die Suppe pürieren.

4 Zum Schluss die Sahne beifügen, nochmals kurz erhitzen und mit Salz und Pfeffer würzen.

Tipp Als Variante können Sie – wie auf dem Foto – auch noch kleine Schollenröllchen oder Krabben in die Radieschensuppe geben.

Grünkern-Gemüse-Suppe

Zubereitungszeit: etwa 30 Minuten ▪ Für 1 Portion

1 Frühlingszwiebel	20 g Erbsen TK
¼ Kohlrabi (ca. 65 g)	1 EL saure Sahne (25 g)
½ Möhre (ca. 40 g)	6 g Eiweißkonzentrat
80 g Wirsing	(z. B. ResourcE® Protein 88)
2 TL Diätmargarine (10 g)	fluoridiertes Jodsalz, Pfeffer, Muskat
20 g Grünkern	1 TL Curry
¼ l Gemüsebrühe	gehackte Petersilie

Pro Portion
273,1 Kilokalorien
17 g Eiweiß
11,6 g Fett
24,7 g Kohlenhydrate

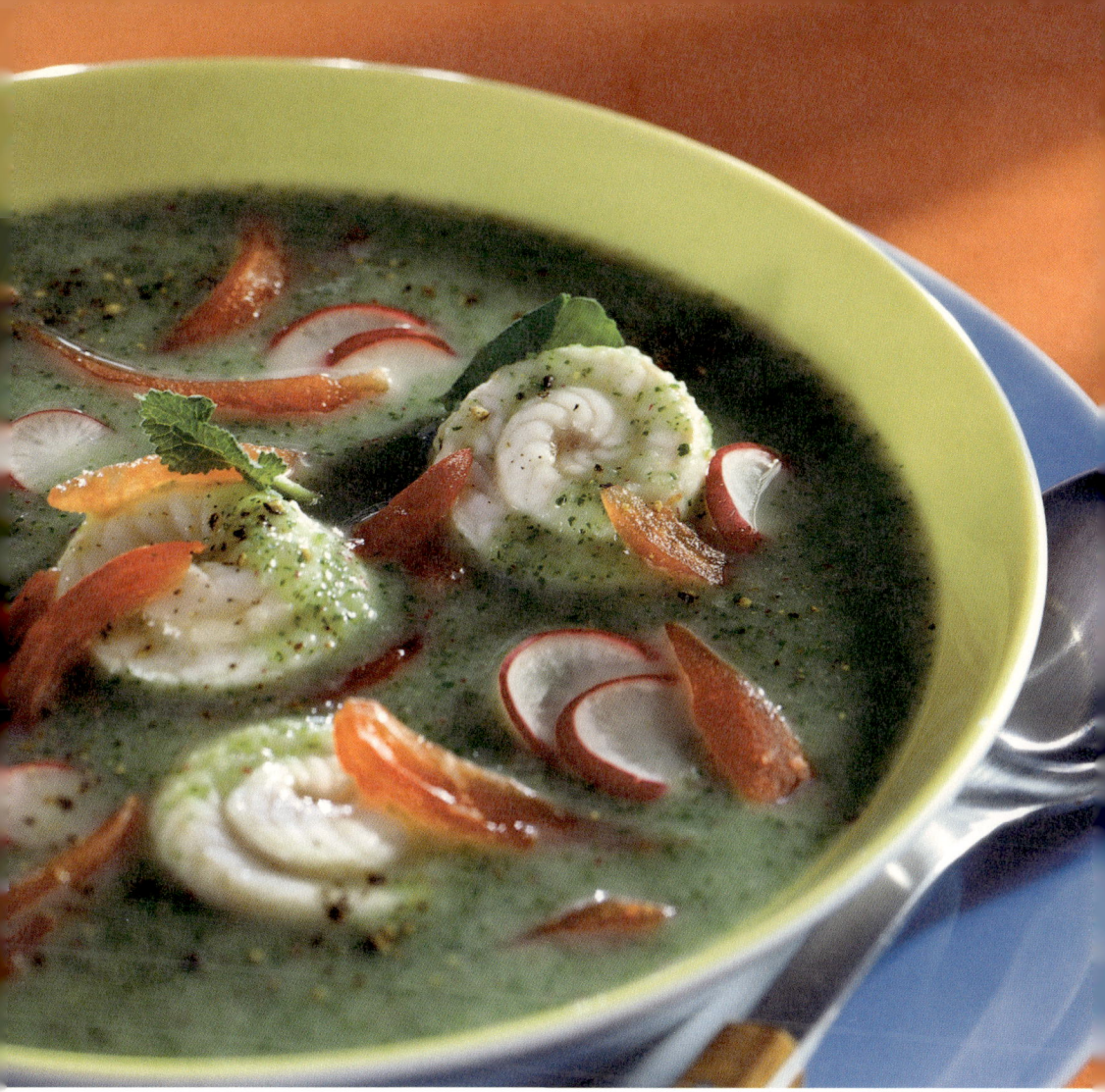

1 Die Frühlingszwiebel putzen, waschen und in Ringe schneiden. Den Kohlrabi und die Möhre schälen und in feine Stifte schneiden. Den Wirsing putzen, waschen und in Streifen schneiden.
2 Die Margarine erhitzen und das Gemüse darin anschwitzen. Den Grünkern zugeben und kurz mitdünsten. Mit der Brühe auffüllen und zugedeckt etwa 20 Minuten kochen lassen. Etwa 5 Minuten vor Schluss die Erbsen zugeben.
3 Die saure Sahne und das Eiweißkonzentrat einrühren, würzen und mit Petersilie bestreut servieren.

Rezepte zum gesunden Zunehmen

Gebackene Kohlrabi

Zubereitungszeit: etwa 40 Minuten + Backzeit ▪ Für 4 Portionen

Pro Portion
478,2 Kilokalorien
17,4 g Eiweiß
18,7 g Fett
59,2 g Kohlenhydrate

6 Kohlrabi, fluoridiertes Jodsalz
2 Eier
200 ml eiweißreiche Zusatznahrung
(z. B. Isosource® Protein)
250 g Weizenmehl
4 EL geriebener Emmentaler
Muskat, 5 EL Rapsöl
2 EL gehackte Petersilie

1 Kohlrabi schälen, waschen und in jeweils 1 Zentimeter dicke Scheiben schneiden. In Salzwasser etwa 10 Minuten kernig garen.
2 Eier mit der Zusatznahrung verrühren. 200 Gramm gesiebtes Mehl, Emmentaler, Salz und Muskat dazugeben und verrühren.
3 Kohlrabi abgießen und abtropfen lassen. Inzwischen das Öl in der Pfanne oder einer Fritteuse erhitzen.
4 Das restliche Mehl auf einen Teller schütten und die Kohlrabischeiben darin wenden. Scheiben in den Teig tauchen und etwa 5 Minuten im heißen Fett goldgelb ausbacken. Mit Petersilie bestreut servieren.

Apfelspätzle

Zubereitungszeit: etwa 30 Minuten + Ruhezeit des Teiges ▪ Für 1 Portion

Pro Portion
612,3 Kilokalorien
14,7 g Eiweiß
10,3 g Fett
113,3 g Kohlenhydrate

80 g Weizenmehl
60 g energiereiche Zusatznahrung
(z. B. Isosource® Energy)
½ Ei, fluoridiertes Jodsalz
150 g Äpfel, Zitronensaft
20 g Kristallzucker
15 g Energiekonzentrat
(z. B. Duocal®), Zimt

1 Mehl, Zusatznahrung, Ei und Salz mit Wasser zu einem zähflüssigen Spätzleteig verarbeiten und 30 Minuten ruhen lassen.
2 Äpfel schälen und klein schneiden. In Zitronenwasser kurz dünsten.
3 Salzwasser zum Kochen bringen und den Teig portionsweise durch eine Spätzlepresse in das Wasser geben. Sobald die Spätzle an die Oberfläche kommen, mit einem Schaumlöffel herausnehmen.
4 Die Apfelstücke abseihen und unter die Spätzle mischen. Mit einem Gemisch aus Zucker, Energiekonzentrat und etwas Zimt bestreuen.

Hauptgerichte für jeden Geschmack

Gebratener Reis mit Hackfleisch
Zubereitungszeit: etwa 1 Stunde ▪ Für 4 Portionen

250 g Reis, fluoridiertes Jodsalz
1 Lauchstange
500 g gemischtes Hackfleisch
2 EL Sojasauce, 4 EL Rapsöl
Pfeffer, 3 Eier
2 EL energiereiche Zusatznahrung
(z. B. Biosorb® Energie)
gehackte Petersilie

Pro Portion
714,4 Kilokalorien
44,3 g Eiweiß
36,8 g Fett
51,6 g Kohlenhydrate

1 Den Reis in 400 Milliliter Salzwasser garen, abtropfen lassen.
2 Den Lauch putzen, waschen und in Ringe schneiden.
3 Das Hackfleisch mit Sojasauce mischen. In 1 Esslöffel Öl das Hackfleisch anbraten. Würzen und aus der Pfanne nehmen. In 1 Esslöffel Öl den Lauch knackig dünsten, herausnehmen.
4 Eier und Zusatznahrung verquirlen, würzen. In 1 Esslöffel Öl unter Rühren stocken lassen. Ebenfalls herausnehmen.
5 Das restliche Öl in der Pfanne erhitzen und den abgetropften Reis darin unter Wenden braten. Dann alle beiseite gestellten Zutaten nochmals kurz mitbraten, mit gehackter Petersilie bestreut servieren.

Zucchiniomelette
Zubereitungszeit: etwa 15 Minuten ▪ Für 1 Portion

½ Zucchini (100 g)
2 EL Olivenöl extra vergine
3 Eier, 1 Knoblauchzehe
1 TL Kräuter der Provence
15 g Energiekonzentrat
(z. B. Duocal®)
fluoridiertes Jodsalz, Pfeffer
gehackte Petersilie

Pro Portion
642,5 Kilokalorien
25,1 g Eiweiß
53,8 g Fett
15,7 g Kohlenhydrate

1 Zucchini waschen, putzen und grob reiben. Öl in einer Pfanne erhitzen und Zucchini darin unter Rühren etwa 2 Minuten anrösten.
2 Die Eier mit gepresstem Knoblauch, Kräutern und Energiekonzentrat verquirlen, salzen und pfeffern.
3 Die Eimasse über die Zucchini gießen, alles gut miteinander vermengen und bei geringer Hitze stocken lassen. Das Omelett zusammenklappen, etwas Petersilie darüber streuen und anrichten.

Rezepte zum gesunden Zunehmen

Zwiebelsuppe mit Weißbrotscheiben

Zubereitungszeit: etwa 40 Minuten ▪ Für 4 Portionen

Pro Portion
354,6 Kilokalorien
16,0 g Eiweiß
18,4 g Fett
20,2 g Kohlenhydrate

320 g Zwiebeln
50 g Diätmargarine
2 EL Weizenmehl
750 ml Rindfleischbrühe
fluoridiertes Jodsalz, Pfeffer
$1/8$ l trockener Weißwein
24 g Eiweißkonzentrat
(z. B. ResourcE® Protein 88)
4 Scheiben Vollkorntoastbrot
4 Scheiben Raclette-Käse

1 Zwiebeln schälen, in Ringe schneiden und in 30 Gramm (2 gestr. EL) Margarine anschwitzen. Mit Mehl bestäuben und kurz anrösten.

2 Die Brühe dazugießen und die Zwiebeln garen. Die Suppe salzen und pfeffern, Weißwein sowie Eiweißkonzentrat hinzufügen.

3 Die Toastbrotscheiben rund ausstechen und in der restlichen Margarine anrösten. Die Suppe in feuerfeste Tassen füllen. Weißbrotscheiben und jeweils eine Scheibe Käse darauf geben.

4 Die Zwiebelsuppe unter dem vorgeheizten Grill kurz überbacken.

Tipp Anstelle von Toastbrot können Sie auch Blätterteig zum Überbacken verwenden, dann wölbt sich der Deckel so schön wie auf dem Foto.

Gurken-Carpaccio

Zubereitungszeit: etwa 20 Minuten ▪ Für 1 Portion

Pro Portion
226 Kilokalorien
11,4 g Eiweiß
16 g Fett
8,9 g Kohlenhydrate

80 g Gurke
3 Radieschen (45 g)
1 EL Keimlinge
italienische Kräutermischung
30 g Ziegenkäse
1 EL Balsamessig
1 EL Olivenöl extra vergine
Kräutersalz, Pfeffer

1 Gurke und Radieschen gründlich waschen, putzen und in feine Scheiben schneiden. Auf einem großen Teller arrangieren.

2 Keimlinge und Kräuter darüber streuen. Den Ziegenkäse würfeln und ebenfalls darüber verteilen. Übrige Zutaten zu einem Dressing rühren und alles damit beträufeln.

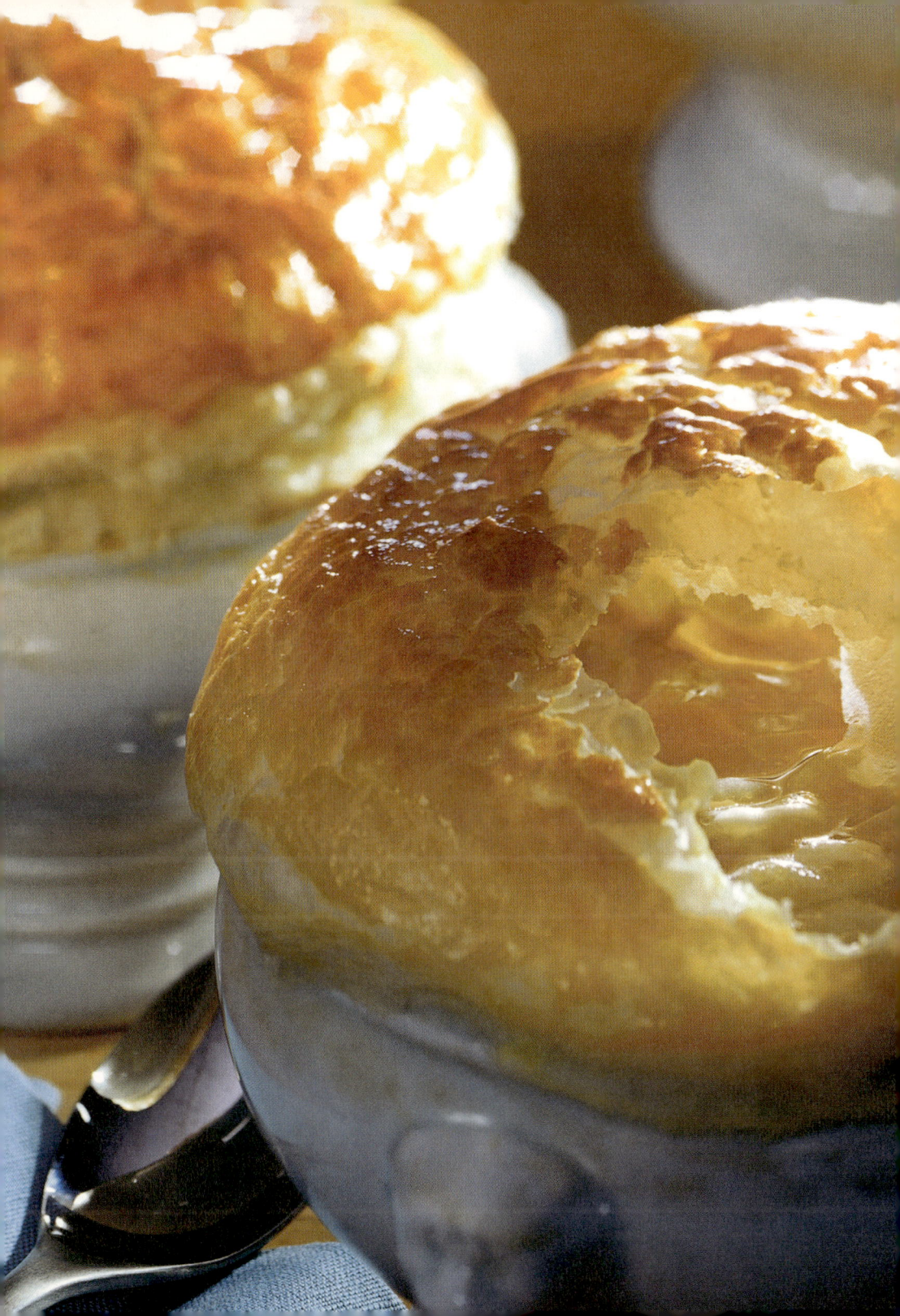

Rezepte zum gesunden Zunehmen

Gemüseauflauf

Zubereitungszeit: etwa 45 Minuten + Backzeit ▪ Für 4 Portionen

Pro Portion
518 Kilokalorien
23,3 g Eiweiß
26,4 g Fett
45,4 g Kohlenhydrate

750 g Kartoffeln
1 Aubergine (300 g)
1 Bund Möhren (300 g)
Fett für die Form
2 Zwiebeln (100 g)
1 Bund Petersilie
2 EL Diätmargarine (40 g)
300 ml eiweißreiche Zusatznahrung
(z. B. Isosource® Protein)

200 ml Gemüsebrühe
155 g geriebener Gouda
45 % Fett i. Tr.
fluoridiertes Jodsalz
Pfeffer, Muskat
1 Pr. Zucker
Basilikum, Thymian, Rosmarin
1 Bund gehackte Petersilie
30 g Sonnenblumenkerne

1 Die Kartoffeln schälen, waschen und in 1 Zentimeter dicke Scheiben schneiden. Die Aubergine waschen, putzen und ebenfalls in etwas dickere Scheiben schneiden. Die Möhren waschen, falls nötig schälen und in dünne Scheiben schneiden.

2 Den Backofen auf 200 °C (Umluft 180 °C, Gas Stufe 3–4) vorheizen. Eine rechteckige oder ovale Auflaufform einfetten.

3 Die Zwiebeln waschen, schälen und fein würfeln. Die Petersilie waschen und fein hacken.

4 Die Margarine erhitzen und die Zwiebeln darin glasig dünsten. Zusatznahrung und Gemüsebrühe zugeben und erhitzen.

5 Den Käse in der Sauce schmelzen und unter Rühren leicht einkochen lassen. Die Sauce anschließend mit Salz, Pfeffer, Muskat, Zucker und den Kräutern kräftig würzen. Etwa die Hälfte der Petersilie unterrühren.

6 Kartoffeln-, Auberginen- und Möhrenscheiben in die Auflaufform schichten, die Sonnenblumenkerne darüber streuen und die Käsesauce darüber gießen. Im vorgeheizten Ofen auf der untersten Schiene etwa 45 Minuten backen. Mit der restlichen Petersilie bestreut servieren.

Hauptgerichte für jeden Geschmack

Überbackenes Fischfilet auf Mangold
Zubereitungszeit: 1 Stunde + Backzeit ▪ Für 4 Portionen

600 g Kartoffeln	120 g Créme faîche oder Schmand
fluoridiertes Jodsalz	60 g Energiekonzentrat
500 g Mangold	(z. B. Duocal®)
600 g Kabeljaufilet	120 g geriebener Bergkäse
1 EL Zitronensaft	70 g Diätmargarine
Pfeffer	1 Tomate
2 Eier	

Pro Portion
729,1 Kilokalorien
51,9 g Eiweiß
40,9 g Fett
36,9 g Kohlenhydrate

1 Die Kartoffeln putzen und mit Schale in Salzwasser garen, pellen und in Scheiben schneiden. Mangold putzen, waschen und grob zerkleinern. Etwa 3 Minuten blanchieren, dann kalt abschrecken und abtropfen lassen. Den Fisch mit Zitronensaft beträufeln, salzen und pfeffern.

2 Eier mit Crème fraîche, 2 bis 3 Esslöffeln Wasser und dem Energiekonzentrat verquirlen. Die Hälfte des Käses darunter mischen. Eine ofenfeste Form mit 1 Esslöffel Margarine einfetten. Die Kartoffelscheiben darin verteilen, pfeffern und mit der Hälfte der Käsesauce bestreichen. Darauf den Mangold verteilen.

3 Die restliche Margarine (3 geh. EL) schmelzen, über den Mangold gießen, salzen und pfeffern. Die Fischstücke auf dem Gemüse verteilen, mit der restlichen Käsesauce bedecken und mit dem restlichen Käse bestreuen. Den Auflauf im Backofen bei 200 °C (Umluft 180 °C, Gas Stufe 3-4) 20 bis 25 Minuten überbacken.

4 Die Tomate waschen, den Stielansatz entfernen und die Tomate in feine Scheiben schneiden. Den fertigen Auflauf damit belegen und servieren.

Rezepte zum gesunden Zunehmen

Pro Portion
643,8 Kilokalorien
35,8 g Eiweiß
22,5 g Fett
64,5 g Kohlenhydrate

Tunfisch-Spaghetti

Zubereitungszeit: etwa 45 Minuten ▪ Für 4 Portionen

350 g Spaghetti	2 Fleischtomaten
fluoridiertes Jodsalz	½ Bund Petersilie
1 Schalotte	4 EL Olivenöl extra vergine
2 Knoblauchzehen	Pfeffer
4 Sardellenfilets	200 ml Weißwein
1 Dose Tunfisch im eigenen Saft	8 Oliven ohne Kern
1 Peperoni	

1 Die Spaghetti in Salzwasser laut Packungsangabe bissfest garen.

2 Schalotte und Knoblauchzehen schälen und fein hacken. Sardellenfilets kurz abwaschen, trockentupfen und ebenso hacken. Tunfisch abtropfen lassen und grob mit einer Gabel zerteilen. Die Peperoni waschen, putzen und fein hacken.

3 Tomaten über Kreuz einritzen, kurz überbrühen, abschrecken und häuten. Die Stielansätze herausschneiden und die Tomaten entkernen. Das Fruchtfleisch in grobe Stücke schneiden. Die Petersilie waschen und hacken.

4 Das Öl erhitzen, darin Schalotten und Knoblauch glasig werden lassen. Sardellen, Tunfisch, Peperoni, Tomaten und die Hälfte der gehackten Petersilie hinzufügen, pfeffern und salzen. Mit Wein ablöschen und kurz kochen lassen.

5 Die Oliven grob hacken und in der Sauce erwärmen, diese noch einmal abschmecken und mit den abgetropften Spaghetti anrichten. Mit der übrigen Petersilie bestreut servieren.

Hauptgerichte für jeden Geschmack

Bandnudeln mit Spinat
Zubereitungszeit: etwa 40 Minuten ▪ Für 2 Portionen

160 g frischer Blattspinat	2 EL Olivenöl extra vergine
½ Zwiebel	120 ml energiereiche Zusatznahrung
½ Knoblauchzehe	(z. B. Biosorb® Energie oder
160 g Bandnudeln	Biosorb® 1500)
fluoridiertes Jodsalz	Pfeffer
1 EL Pinienkerne	1 EL geriebener Parmesan

Pro Portion
546,4 Kilokalorien
16,1 g Eiweiß
20,7 g Fett
69,6 g Kohlenhydrate

1 Den Spinat sorgfältig verlesen und unter fließendem Wasser gründlich waschen. Größere Blätter nach Belieben fein zerrupfen. Zwiebel und Knoblauch schälen, waschen und fein hacken.

2 Für die Nudeln in einem Topf reichlich Salzwasser zum Kochen bringen, darin die Nudeln nach Packungsangabe bissfest garen.

3 Pinienkerne in einer großen Pfanne kurz trocken anrösten. Das Öl zugeben und Zwiebel- und Knoblauchwürfel darin kurz andünsten.

4 Den vorbereiteten Spinat zugeben und mitgaren, bis er zusammenfällt. Die Zusatznahrung vorsichtig einrühren, das Ganze salzen, pfeffern und unter Rühren die Sauce etwas einkochen lassen.

5 Die Nudeln abgießen und gut abtropfen lassen, unter die Sauce heben und anschließend mit dem geriebenen Parmesan bestreuen.

Rezepte zum gesunden Zunehmen

Pro Portion
622,9 Kilokalorien
15,9 g Eiweiß
30,9 g Fett
66 g Kohlenhydrate

Polentaschnitten mit Schinkensauce

Zubereitungszeit: etwa 35 Minuten + Backzeit ▪ Für 1 Portion

3 EL Sahne
60 g Maisgrieß
fluoridiertes Jodsalz
Muskat

Fett für das Blech
2 geh. EL geriebener Edamer 30 % Fett i. Tr.

Für die Sauce

2 TL Diätmargarine (10 g)
3 TL Weizenmehl (8 g)
80 ml energiereiche Zusatznahrung
(z. B. Biosorb® Energie oder Biosorb® 1500)

2 TL saure Sahne (15 g)
½ Scheibe gekochter Schinken (20 g)
fluoridiertes Jodsalz
Petersilie

1 Die Sahne mit ⅛ Liter Wasser in einen Topf geben. Den Maisgrieß einstreuen und aufkochen. Mit Salz und Muskat würzen, die Polenta im Topf quellen lassen.

2 Die Polenta 3 Zentimeter dick auf ein eingefettetes Blech streichen. Mit geriebenem Käse bestreuen und bei 170 °C (Umluft 150 °C, Gas Stufe 2) etwa 15 Minuten überbacken.

3 Inzwischen für die Sauce die Margarine erhitzen, das Mehl darin hellgelb anschwitzen, dann langsam unter ständigem Rühren die Zusatznahrung angießen.

4 Die saure Sahne einrühren. Den Schinken in schmale Streifen schneiden und ebenfalls unterrühren, die Sauce mit Salz und Petersilie würzen.

5 Die Polenta in Rauten schneiden und zusammen mit der Schinkensauce servieren.

Tipp Die Schnitten lassen sich am besten mit einem nassen Messer schneiden. Als Variante können Sie auch Formen ausstechen. Statt der Schinkensauce können Sie auch einfach gedünstetes Gemüse und 1 Esslöffel Olivenöl zur Polenta reichen (s. Foto).

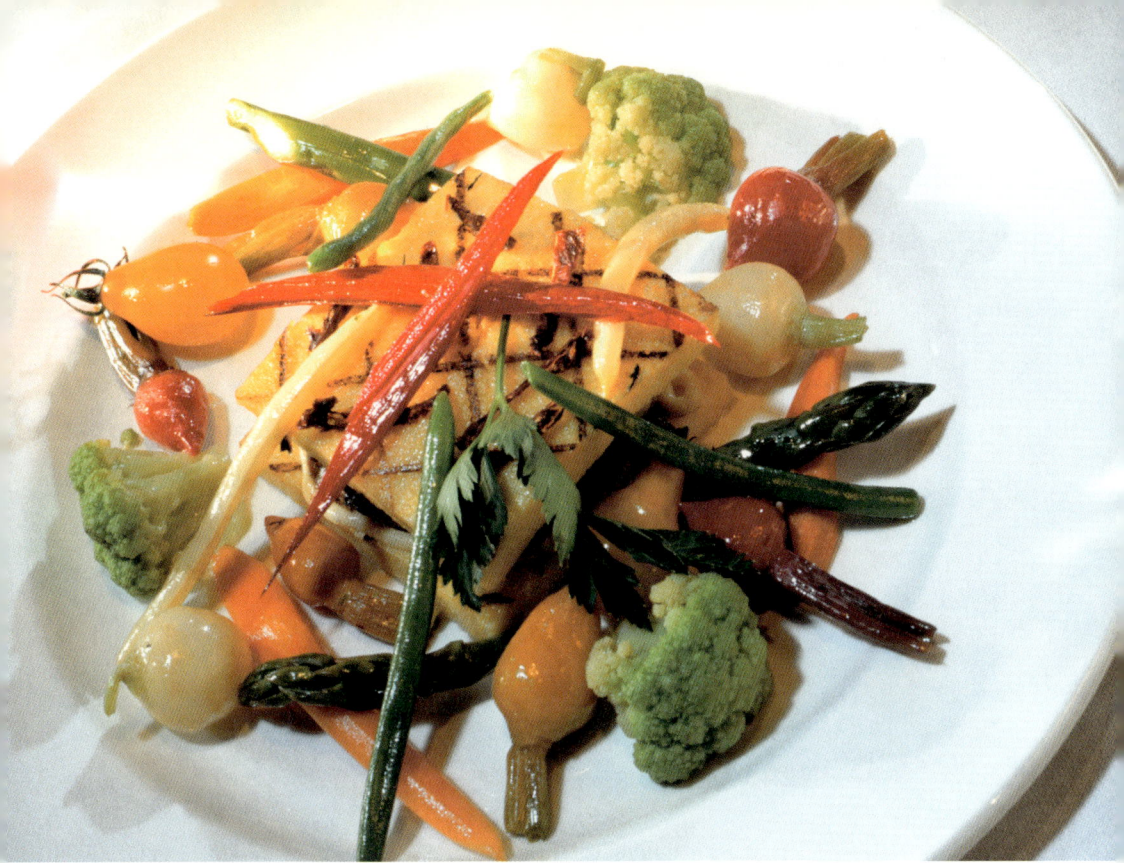

Überbackenes Putenschnitzel

Zubereitungszeit: etwa 20 Minuten + Backzeit ▪ Für 1 Portion

150 g Putenschnitzel
fluoridiertes Jodsalz, Pfeffer
1 EL Olivenöl extra vergine
Fett für das Blech
Rosmarin getrocknet
1 Scheibe Parmaschinken (30 g)
1 Scheibe Schmelzkäse (20 g)

Pro Portion
610,6 Kilokalorien
37 g Eiweiß
51,9 g Fett
0,3 g Kohlenhydrate

1 Den Backofen auf 200 °C (Umluft 180 °C, Gas Stufe 3-4) vorheizen.
2 Putenschnitzel klopfen, beidseitig salzen und pfeffern.
3 In einer Pfanne das Öl erhitzen und darin das Fleisch auf beiden Seiten kurz anbraten.
4 Auf ein gefettetes Blech oder auf Backpapier legen, mit Rosmarin bestreuen und mit jeweils einer Schinken- und Käsescheibe belegen. Etwa 15 Minuten überbacken.

Rezepte zum gesunden Zunehmen

Pro Portion
676,8 Kilokalorien
44,2 g Eiweiß
38,2 g Fett
39,1 g Kohlenhydrate

Huhn in Wurzelsauce mit Klößen

Zubereitungszeit: etwa 1 Stunde 30 Minuten ▪ Für 4 Portionen

600 g Hähnchenbrust
1 Möhre (80 g)
40 g Knollensellerie
40 g Petersilienwurzel
80 g Steckrüben
80 g Diätmargarine
1 Lorbeerblatt, Kümmelsamen

Wacholderbeeren, Pfefferkörner
fluoridiertes Jodsalz
4 gestr. EL Weizenmehl (40 g)
24 g Eiweißkonzentrat
(z. B. ResourcE® Protein 88)
Muskat
gehackte Petersilie

Für die Klöße
250 g altbackenes Weißbrot
140 ml Vollmilch
1 Ei, fluoridiertes Jodsalz

Petersilie, Muskat
gemahlener Kümmel
3 gestr. EL Weizenmehl (30 g)
1 EL Paniermehl (12 g)

1 Die Hähnchenbrust waschen, säubern, trockentupfen und in mundgerechte Stücke schneiden. Möhre, Sellerie, Petersilienwurzel und Steckrüben waschen, putzen und in schmale Streifen schneiden.

2 Die Hälfte der Margarine erhitzen, das Gemüse darin andünsten, etwas Wasser angießen, bis das Gemüse knapp bedeckt ist und aufkochen lassen. Dann das Fleisch beifügen, Lorbeerblatt, Kümmel, Wacholderbeeren und Pfefferkörner hinzugeben. Salzen und zugedeckt auf kleiner Stufe garen.

3 In der Zwischenzeit für eine Einbrenne die restliche Margarine schmelzen, darin das Mehl unter Rühren goldgelb anschwitzen. Von der Herdplatte nehmen und etwas abkühlen lassen.

4 Unter kräftigem Rühren zuerst das geröstete Mehl, dann das Eiweißkonzentrat in die Wurzelsauce geben. Zum Schluss mit Muskat würzen und die Petersilie darüber streuen.

5 Für die Klöße das Weißbrot in Würfel schneiden. Die Milch mit Ei und Gewürzen gut verquirlen und über die Brotwürfel gießen. Alles mischen und durchziehen lassen, bis das Brot weich ist.

6 Mehl und Paniermehl untermischen und die Masse mit nassen Händen zu kleinen Klößen formen.

Hauptgerichte für jeden Geschmack

7 Salzwasser zum Kochen bringen und die Klöße darin etwa 5 bis 10 Minuten ziehen lassen. Wenn die Klöße an die Wasseroberfläche kommen, sind sie gar und können mit einem Schaumlöffel herausgenommen werden.

8 Die Klöße mit dem Hähnchen in der Wurzelsauce servieren.

Basilikum-Kartoffelsalat
Zubereitungszeit: etwa 30 Minuten + Zeit zum Ziehen ▪ Für 4 Portionen

750 g Kartoffeln (festkochend)
2 Schalotten
Saft von 1 Zitrone
2 EL Weißweinessig
1 Pr. Zucker
½ TL mittelscharfer Senf
fluoridiertes Jodsalz
Pfeffer
50 g eingelegte Tomaten
4 EL Öl (von den eingelegten Tomaten)
1 kleiner Friséesalat
½ Bund Basilikum
1 EL Pinienkerne

Pro Portion
265,7 Kilokalorien
5,8 g Eiweiß
12,9 g Fett
30,5 g Kohlenhydrate

1 Kartoffeln waschen und mit Schale etwa 25 Minuten kochen. Abschrecken, pellen und in Scheiben schneiden.

2 Die Schalotten schälen, waschen, fein hacken. Mit Zitronensaft, Essig, Zucker, Senf und etwas Wasser verrühren, salzen und pfeffern.

3 Die eingelegten Tomaten abtropfen lassen, dabei das Öl auffangen. Die Tomaten in Streifen schneiden und mit dem Öl unter die Marinade rühren.

4 Die Kartoffeln mit der Marinade vermengen und etwa 1 Stunde ziehen lassen. Inzwischen den Friséesalat waschen und zerkleinern, das Basilikum waschen, trockentupfen und die Blätter abzupfen.

5 Kurz vor dem Servieren den Salat mit Salz und Pfeffer abschmecken. Den Friséesalat unterheben, Pinienkerne und Basilikumblätter darüber streuen.

Tipp Die Kartoffeln am besten noch warm schneiden und marinieren, dann nehmen sie den Geschmack der Marinade besser an.

Rezepte zum gesunden Zunehmen

Herzoginkartoffeln mit Spargel

Zubereitungszeit: etwa 1 Stunde + Koch- und Backzeit ▪ Für 2 Portionen

Pro Portion
590 Kilokalorien
29,8 g Eiweiß
25,9 g Fett
57,7 g Kohlenhydrate

400 g Kartoffeln
1 Ei
1 EL Diätmargarine (20 g)
20 g Eiweißkonzentrat
(z. B. ResourcE® Protein 88)
3 EL Maisstärke (30 g)
fluoridiertes Jodsalz
Muskat
2 EL Rapsöl

400 g Spargel
Zucker
160 ml energiereiche Zusatznahrung
(z. B. Isosource® Standard)
etwas Zitronensaft
2 kleine Tomaten (100 g)
gehackter Basilikum
2 Scheiben gekochter Schinken (60 g)

1 Kartoffeln waschen, mit Schale kochen, dann schälen und noch heiß in eine Schüssel pressen.

2 Ei, Margarine, Eiweißkonzentrat und etwas von der Maisstärke zugeben. Alles gut vermengen. Mit Salz und Muskat würzen.

3 Ein Backblech mit ein wenig Öl einfetten und die Kartoffelmasse in kleinen Häufchen darauf setzen (Löffel oder Spritztüte verwenden). Bei 175 °C (Umluft 150 °C, Gas Stufe 2) etwa 20 bis 30 Minuten goldgelb backen.

4 In der Zwischenzeit den Spargel schälen und waschen. In wenig Wasser mit etwas Salz und Zucker aufsetzen, zum Kochen bringen und den Spargel garen.

5 Das restliche Öl in einer Pfanne erhitzen, die restliche Maisstärke einrühren und bei mittlerer Hitze goldgelb anschwitzen. Einen Teil des Spargelsuds einrühren, dabei unter kräftigem Rühren immer nur wenig Flüssigkeit zugeben, so dass eine glatte Sauce entsteht.

6 Die Sauce mit der Zusatznahrung verfeinern und mit Salz und Zitronensaft abschmecken. Die Tomaten waschen, in Spalten schneiden und mit Salz und Basilikum bestreuen.

7 Die Kartoffeln mit dem abgetropften Spargel anrichten. Mit den Tomaten und den aufgerollten Schinkenscheiben garnieren.

Geflügelsalat

Zubereitungszeit: 1 Stunde ▪ Für 4 Portionen

1 gestr. EL Diätmargarine (15 g)	200 g Schmand
600 g Hähnchenbrustfilet	24 g Eiweißkonzentrat
fluoridiertes Jodsalz	(z. B. ResourcE® Protein 88)
Pfeffer	1 EL Salatmayonnaise
2 Salatherzen	Zitronensaft
200 g Erbsen TK	1 TL Zucker
2 Äpfel	2 EL Tomatenketchup
300 g Champignons frisch	2 EL süßer Sherry
4 EL Sonnenblumenöl	50 g Walnussstückchen
200 g Vollmilchjogurt	2 EL Schnittlauchröllchen

Pro Portion
634,4 Kilokalorien
58,6 g Eiweiß
30,7 g Fett
26,7 g Kohlenhydrate

1 Die Margarine in einer Pfanne erhitzen, darin die Hähnchenbrust etwa 15 Minuten rundum anbraten. Mit Salz und Pfeffer würzen, abkühlen lassen und dann in Würfel schneiden.

2 Die Salatherzen waschen, abtropfen lassen und die äußeren Blätter als »Schüssel« verwenden.

3 Erbsen in wenig Salzwasser garen. Äpfel waschen, putzen und in dünne Scheiben schneiden. Champignons putzen, in Scheiben schneiden und scharf in Öl anbraten.

4 Hähnchenfleisch mit Erbsen, Apfelscheiben und Champignons mischen und in die großen Salatblätter füllen.

5 Jogurt, Schmand, Eiweißkonzentrat, Salatmayonnaise, Zitronensaft, Salz, Pfeffer, Zucker, Ketchup und Sherry zu einer Salatsauce anrühren und über den Salat gießen. Mit den Nüssen und den Schnittlauchröllchen bestreuen und servieren.

Rezepte zum gesunden Zunehmen

Bulgurauflauf mit Birnen

Zubereitungszeit: etwa 40 Minuten + Backzeit ▪ Für 12 Portionen

Pro Portion
608,1 Kilokalorien
12 g Eiweiß
28,2 g Fett
76,5 g Kohlenhydrate

2 l Vollmilch
fluoridiertes Jodsalz
100 g geriebene Haselnüsse
600 g Bulgur
200 g Diätmargarine
6 Eier, getrennt
150 g Puderzucker
50 g Traubenzucker
1 Pck. Vanillezucker
120 g Energiekonzentrat
(z. B. Duocal®)
abgeriebene Zitronenschale
800 g Birnen
Diätmargarine für die Form
Oblaten
Zitronensaft
Zimt

1 Die Milch mit 1 Liter Wasser, Salz und den geriebenen Nüssen aufkochen lassen. Den Bulgur hinzufügen und unter ständigem Rühren kurz aufkochen lassen. Bei kleiner Hitze zugedeckt quellen lassen, bis er weich ist (10 bis 15 Minuten), dann zur Seite stellen und auskühlen lassen.

2 In der Zwischenzeit Margarine, Eigelb, Zuckersorten, Energiekonzentrat und abgeriebene Zitronenschale gründlich vermischen. Das Eiweiß steif schlagen. Die Birnen schälen, putzen und in Spalten schneiden. Den Backofen auf 170 °C (Umluft 150 °C, Gas Stufe 2) vorheizen.

3 Den ausgekühlten Bulgur unter die Eigelbmasse heben und den Eischnee unterziehen. Eine runde Auflaufform einfetten. Die Hälfte der Masse in die Form füllen und mit Oblaten belegen. Darauf die Birnenspalten verteilen. Die Birnen mit Zitronensaft beträufeln und mit Zimt bestreuen, dann mit der zweiten Hälfte der Masse bedecken.

4 Den Auflauf etwa 45 Minuten backen, etwas abkühlen lassen und dann servieren.

Tipp Bulgur ist geschroteter Weizen mit einem nussartigen Geschmack. Er wird ähnlich zubereitet, gart aber schneller als Reis. Achten sie darauf, dass er nicht zu weich wird.

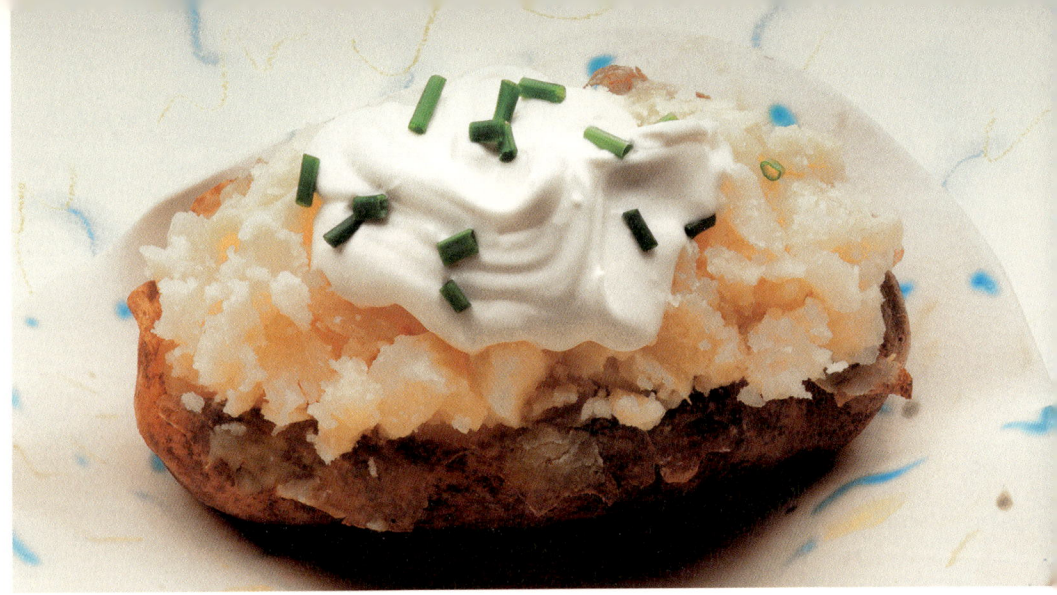

Folienkartoffeln mit Mais-Dip
Zubereitungszeit: etwa 40 Minuten + Garzeit ▪ Für 10 Portionen

10 große Kartoffeln	1 Dose Mais
3 Knoblauchzehen	60 g Eiweißkonzentrat
80 ml Sonnenblumenöl	(z. B. ResourcE® Protein 88)
fluoridiertes Jodsalz	250 g Vollmilchjogurt
Pfeffer, 1 kleine Chilischote	200 g Créme fraîche oder Schmand

Pro Portion
379,4 Kilokalorien
13,9 g Eiweiß
18,1 g Fett
39,1 g Kohlenhydrate

1 Den Backofen auf 180 °C (Umluft 160 °C, Gas Stufe 2–3) vorheizen. Die Kartoffeln waschen und trockentupfen. Die Knoblauchzehen pressen und mit Öl, Salz und Pfeffer verrühren.
2 Zehn Rechtecke Alufolie vorbereiten und jeweils mit dem Knoblauchöl bepinseln. Dann die Kartoffeln darin einwickeln und im Backofen etwa 30 bis 45 Minuten garen.
3 Inzwischen für den Dip die Chilischote aufschlitzen und sorgfältig entkernen, dann waschen, trocknen und fein hacken. Die Maiskörner abtropfen lassen, pürieren und mit Chili, Eiweißkonzentrat, Jogurt und Créme fraîche verrühren. Mit Salz und Pfeffer würzen.
4 Die fertigen Kartoffeln mit dem Dip servieren.

Tipp Sie können die Kartoffeln auch beim Grillen in der Glut garen. Die Farbe der Chilischote richtet sich nach Ihrem Geschmack – die roten sind deutlich schärfer als die grünen. Statt Mais-Dip schmeckt dazu auch Sahnequark mit Schnittlauch (s. Foto).

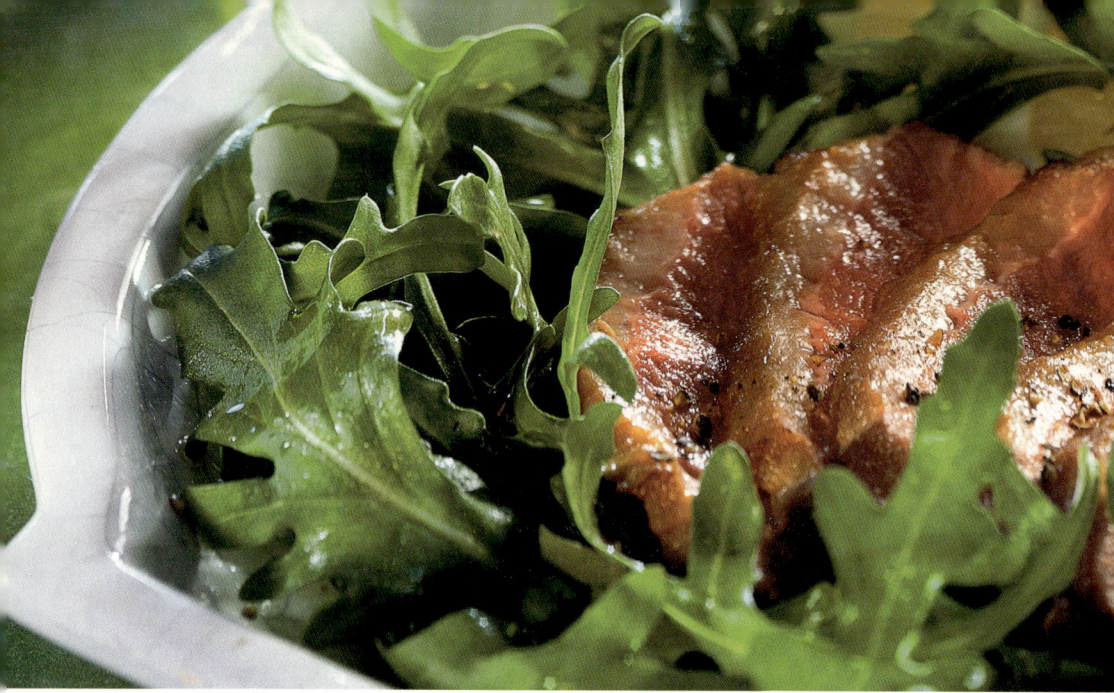

Entenbrust auf Salat

Zubereitungszeit: etwa 45 Minuten ▪ Für 4 Portionen

2 ausgelöste Entenbrustfilets
fluoridiertes Jodsalz, Pfeffer
2 gestr. EL Diätmargarine (30 g)
200 ml trockener Rotwein
4 EL Rotweinessig, 1 EL Honig (15 g)
150 g Feldsalat, 1 Lollo rosso
2 Orangen
200 g blaue Weintrauben
4 EL Rapsöl, 1 TL Zucker
Chilipulver

Pro Portion
408,5 Kilokalorien
15,3 g Eiweiß
29,2 g Fett
18,7 g Kohlenhydrate

1 Entenbrustfilets salzen und pfeffern. Margarine in einer Pfanne erhitzen und die Entenbrüste darin anbraten. Mit Rotwein und Essig ablöschen. Honig einrühren und alles etwa 15 Minuten garen. Das Fleisch aus der Pfanne nehmen und abdecken.
2 Salat putzen, waschen und abtropfen lassen. Orangen schälen und filetieren. Weintrauben halbieren und entkernen.
3 Aus Bratenfond, Rapsöl, Zucker, Chilipulver, Salz und Pfeffer die Salatsauce rühren. Die Entenbrust in Streifen schneiden.
4 Den Blattsalat mit Orangenfilets, Trauben und Entenbruststreifen anrichten und alles mit der Salatsauce übergießen.

Tipp Statt Feldsalat können Sie auch andere Salatsorten zur Entenbrust essen, z. B. Rucola oder Radicchio (s. Foto).

Hauptgerichte für jeden Geschmack

Weißkrautrohkost
Zubereitungszeit: etwa 30 Minuten + Zeit zum Durchziehen ▪ Für 1 Portion

100 g Weißkraut
30 g Orange, 50 g Apfel
30 g Weintrauben
1 EL Olivenöl extra vergine
fluoridiertes Jodsalz
Kümmelkörner, Pfeffer
1–2 TL Essig
1 TL gehackte Walnüsse

Pro Portion
251,2 Kilokalorien
2,8 g Eiweiß
18,6 g Fett
17,9 g Kohlenhydrate

1 Das Kraut waschen und fein schneiden. Die Orange schälen, filetieren und klein schneiden. Apfel würfelig schneiden, Weintrauben halbieren und eventuell entkernen. Alles in eine Schüssel geben.
2 Aus Öl, Salz, Kümmel, Pfeffer, Essig und Wasser eine Marinade herstellen und über den Salat gießen. Etwa 30 Minuten ziehen lassen.
3 Vor dem Servieren die Walnüsse über den Salat streuen.

Heidelbeer-Pfannkuchen
Zubereitungszeit: etwa 30 Minuten + Ruhezeit des Teiges ▪ Für 1 Portion

70 g Weizenvollkornmehl
80 g Vollmilchjogurt
10 g Eiweißkonzentrat
(z. B. ResourcE® Protein 88)
fluoridiertes Jodsalz
1 EL Blütenhonig
50 g Heidelbeeren
Zitronensaft, 1 TL Rosinen
1 gestr. EL Diätmargarine (15 g)
Zimtzucker

Pro Portion
493,9 Kilokalorien
19,9 Eiweiß
17,1 g Fett
63,2 g Kohlenhydrate

1 Das Mehl mit Jogurt, Eiweißkonzentrat, Salz und Honig zu einem dickflüssigen Teig verrühren. Wenn er zu fest ist, etwas Wasser dazugeben. Den Teig etwa 3 Stunden oder über Nacht ruhen lassen.
2 Die Heidelbeeren waschen und verlesen. Zusammen mit etwas Zitronensaft und Rosinen zum Teig geben und vorsichtig unterheben.
3 Margarine in einer Pfanne schmelzen, den Teig hineingeben und einen dicken Pfannkuchen backen. Mit Zimtzucker servieren.

Tipp Statt mit Heidelbeeren können Sie den Pfannkuchen auch mit Äpfeln oder Kirschen backen.

Rezepte zum gesunden Zunehmen

Bananenflip

Zubereitungszeit: etwa 10 Minuten ▪ Für 2 Portionen

Pro Portion
357,8 Kilokalorien
17,6 g Eiweiß
16,6 g Fett
34 g Kohlenhydrate

200 ml Vollmilch
200 ml eiweißreiche Zusatznahrung
(z. B. Fortimel®)
2 Eigelbe
2 EL Sahne

1 Banane
1 EL Honig (15 g)
abgeriebene Schale von ½ Zitrone
4 Eiswürfel

1 Alle Zutaten mit Ausnahme der Eiswürfel in eine Schüssel geben und pürieren.
2 Das Eis in einem Crusher zerkleinern und auf zwei große Gläser verteilen. Den Bananenmix darüber gießen und mit einem Trinkhalm servieren.

Tipp Wenn Sie keinen Eiscrusher besitzen, können Sie die Eiswürfel in ein Geschirrtuch wickeln oder in eine Plastiktüte geben und sie kräftig auf den Tisch schlagen oder mit einem Hammer zerkleinern.

Himbeershake

Zubereitungszeit: etwa 10 Minuten ▪ Für 1 Portion

Pro Portion
377,6 Kilokalorien
6,1 g Eiweiß
20,1 g Fett
42,7 g Kohlenhydrate

3 EL Himbeersirup
2 EL Kaffeesahne 10 % Fett
1 geh. EL Himbeereis
100–150 ml Mineralwasser

1 geh. EL Vanilleeis
2 EL geschlagene Sahne
1 EL frische Himbeeren

1 In ein hohes Becherglas zuerst den Himbeersirup geben, Kaffeesahne und Himbeereis hinzufügen und nach Belieben mit Mineralwasser auffüllen.
2 Vanilleeis dazugeben und den Drink mit Sahne und Himbeeren garnieren. Mit Trinkhalm und Löffel servieren.

Tipp Sie können den Drink auch mit anderen Beeren zubereiten, ganz nach Ihrem Geschmack und nach Saison.

Süße Kleinigkeiten

Erdbeer-Jogurt-Mix

Zubereitungszeit: etwa 20 Minuten ▪ Für 1 Portion

100 g Vollmilchjogurt	2 TL Honig (10 g)
1 EL Sahne	60 g Erdbeeren
15 g Energiekonzentrat (z. B. Duocal®)	1 Spritzer Zitronensaft
50 ml eiweißreiche Zusatznahrung (z. B. Fortimel®)	

Pro Portion
297,4 Kilokalorien
9,3 g Eiweiß
14,4 g Fett
31,5 g Kohlenhydrate

1 Jogurt mit Sahne, Energiekonzentrat, Zusatznahrung und Honig vermischen.

2 Die Erdbeeren waschen, putzen und mit einem Spritzer Zitronensaft pürieren. Das Erdbeermus unter die Jogurtmasse rühren.

Tipp Wer es ganz fein haben will, kann das Erdbeermus vor dem Unterrühren durch ein Haarsieb streichen.

Möhren-Nuss-Creme

Zubereitungszeit: etwa 20 Minuten ▪ Für 1 Portion

100 g Möhren	100 g Vollmilchjogurt
fluoridiertes Jodsalz	15 g Energiekonzentrat (z. B. Duocal®)
50 g Walnüsse	1 EL Honig (15 g)
50 g Créme fraîche oder Schmand	½ TL Orangenschale

Pro Portion
682,5 Kilokalorien
12,8 g Eiweiß
53,6 g Fett
37,5 g Kohlenhydrate

1 Möhren schälen, waschen und grob zerkleinern. In wenig Salzwasser dünsten. Die Walnüsse mit einem Blitzhacker oder Pürierstab zerkleinern.

2 Möhren, Créme fraîche, Jogurt, Energiekonzentrat und Honig zu den Nüssen geben. Alles mixen, bis es cremig ist, dann mit Salz und Orangenschale würzen.

Tipp Die Möhren-Nuss-Creme hält sich im Kühlschrank etwa eine Woche. Sie ist ein leckerer Brotaufstrich für Ciabatta oder Vollkornbrot.

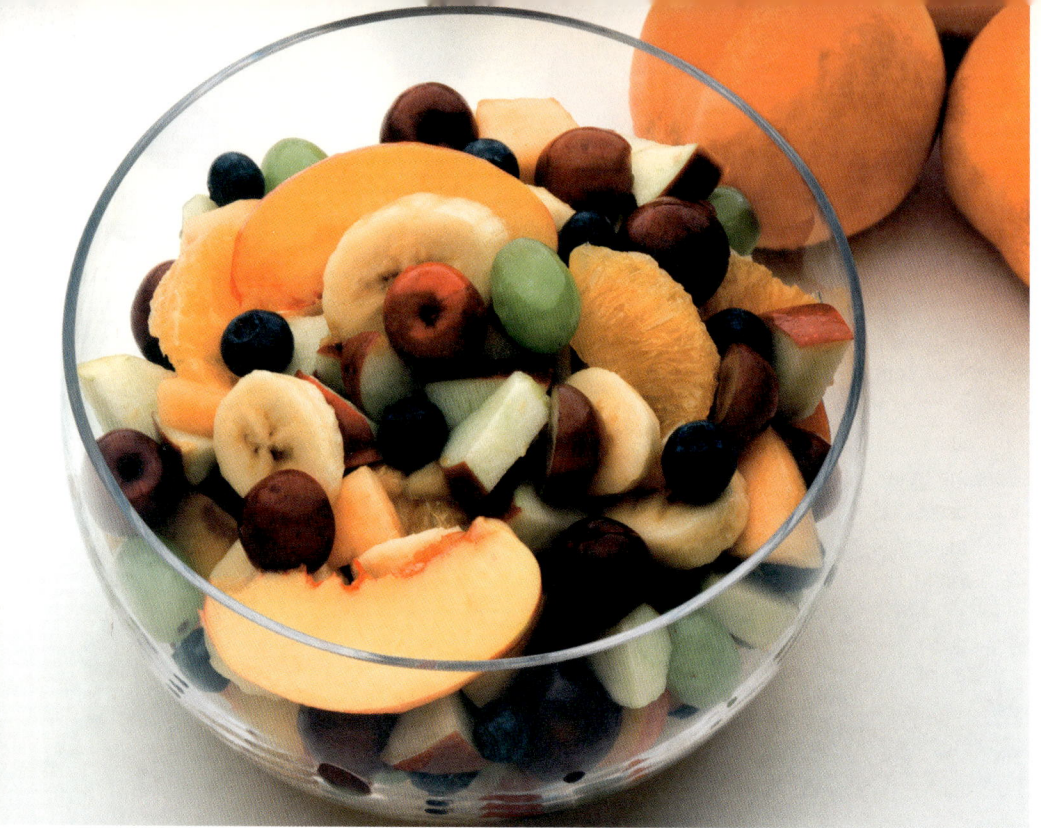

Orientalischer Obstsalat

Zubereitungszeit: etwa 30 Minuten + Zeit zum Durchziehen ■ Für 1 Portion

Pro Portion
206,3 Kilokalorien
2,3 g Eiweiß
3,8 g Fett
39,1 g Kohlenhydrate

½ Apfel, 1 Mandarine
15 g Datteln
15 g Feigen
10 g getrocknete Aprikosen

2 TL Honig (10 g)
Zitronensaft
evtl. etwas Cointreau
1 TL gehackte Haselnüsse

1 Den Apfel waschen, das Korngehäuse entfernen und das Fruchtfleisch in gefällige Stücke schneiden. Die Mandarine schälen, gründlich putzen und in Würfeln schneiden. Die Datteln entsteinen und in kleine Stücke schneiden, die Feigen und Aprikosen ebenfalls klein schneiden. Alles zusammen in eine Schüssel geben.

2 Den Honig mit Zitronensaft, Cointreau und Wasser glatt rühren. Die Marinade über das Obst gießen und alles zugedeckt etwa 1 Stunde ziehen lassen. Zum Servieren die Haselnüsse darüber streuen.

Tipp   Das Obst können Sie nach Saison und Belieben variieren (s. Foto).

Süße Kleinigkeiten

Beerenquark

Zubereitungszeit: etwa 10 Minuten ▪ Für 1 Portion

120 g Quark 20 % Fett oder
Sahnequark
60 ml energiereiche Zusatznahrung
(z. B. Isosource® Protein)
1 TL Rapsöl
10 g Energiekonzentrat (z. B. Duocal®)

1 Pck. Vanillezucker
1 TL Honig (5 g)
50 g Erdbeeren
50 g Himbeeren
etwas Zitronensaft

Pro Portion
320,3 Kilokalorien
21,2 g Eiweiß
10,2 g Fett
33,5 g Kohlenhydrate

1 Quark, Zusatznahrung, Öl, Energiekonzentrat, Vanillezucker und Honig cremig rühren.

2 Die Beeren putzen und waschen, große Erdbeeren halbieren oder vierteln. Die Früchte unter den Quark heben, mit Zitronensaft abschmecken und servieren.

Krokantcreme

Zubereitungszeit: etwa 15 Minuten ▪ Für 1 Portion

2 TL Zucker
2 EL gehackte Mandeln (20 g)
3 EL Sahne
150 ml energiereiche Zusatznahrung
(z. B. Biosorb® Energie oder
Biosorb® 1500)

1 EL Maisstärke
2 TL Honig (10 g)

Pro Portion
532,6 Kilokalorien
4,6 g Eiweiß
29,6 g Fett
54,8 g Kohlenhydrate

1 Den Zucker in einen Topf geben, erwärmen und bei mäßiger Hitze karamellisieren. Die gehackten Mandeln unterrühren.

2 Sahne mit der Zusatznahrung mischen und in einem weiteren Topf zum Kochen bringen, mit Maisstärke binden und mit Honig süßen.

3 Den Krokant unter die Sahnemischung rühren und die Creme servieren.

Rezepte zum gesunden Zunehmen

Pro Portion
320,7 Kilokalorien
16,1 Eiweiß
9,9 g Fett
37,7 Kohlenhydrate

Buttermilchgelee

Zubereitungszeit: etwa 15 Minuten + Kühlzeit ▪ Für 1 Portion

1 Blatt Gelatine	10 g Eiweißkonzentrat
1 TL Rum	(z. B. ResourcE® Protein 88)
etwas Zitronensaft	3 EL Sahne
150 ml Buttermilch	2 EL Himbeersirup
1 EL Puderzucker	

1 Gelatine in kaltem Wasser einweichen, dann ausdrücken. Rum mit Zitronensaft erwärmen, die Gelatine darin vorsichtig auflösen.
2 Buttermilch mit gesiebtem Puderzucker und Eiweißkonzentrat verrühren und mit der aufgelösten Gelatine gut vermischen.
3 Die Sahne steif schlagen und unter die Buttermilchmasse heben. In einer Schale 1 Stunde kalt stellen. Mit Himbeersirup servieren.

Pro Portion
183 Kilokalorien
3,8 g Eiweiß
8,9 g Fett
21,9 g Kohlenhydrate

Müsliriegel

Zubereitungszeit: etwa 40 Minuten + Backzeit ▪ Für 12 Stück

100 g Haferfleks mit Kleie	60 g Energiekonzentrat (z. B. Duocal®)
100 g Haferflocken	2 gestr. EL Diätmargarine (30 g)
50 g gehackte Mandeln	50 g Honig
20 g Pinienkerne	30 g brauner Zucker
50 g Sonnenblumenkerne	1 EL Zitronensaft

1 Den Backofen auf 150 °C (Umluft 130 °C, Gas Stufe 1) vorheizen.
2 Haferfleks, Haferflocken, Mandeln, Pinienkerne, Sonnenblumenkerne und Energiekonzentrat gut vermischen.
3 In einem Topf Margarine, Honig, Zucker und Zitronensaft unter ständigem Rühren erhitzen, bis die sich die Zutaten bräunlich färben.
4 Die trockenen Zutaten zugeben und alles zusammen einige Minuten erhitzen. Die Masse sofort auf einem Backblech verteilen, am besten mit einem Nudelholz zu einem großen Rechteck ausrollen.

Süße Kleinigkeiten

5 Die Müsliriegelmasse 10 bis 15 Minuten im Backofen »trocknen«. Danach herausnehmen, etwas abkühlen lassen und nach Belieben schmale Riegel schneiden. Über Nacht auskühlen lassen.

Tipp Bewahren Sie die Müsliriegel in einer gut verschließbaren Dose auf, dann bleiben sie sehr lange frisch.

Hefezopf
Zubereitungszeit: etwa 35 Minuten + Backzeit ▪ Für 1 Zopf

200 g Weizenmehl
60 g Weizenvollkornmehl
4 g Trockenhefe
125–150 ml lauwarme Vollmilch
60 g weiche Diätmargarine
1 Ei + 1 Eigelb
4 EL Zucker
80 g Eiweißkonzentrat
(z. B. ResourcE® Protein 88)
½ TL fluoridiertes Jodsalz
Fett für das Blech
etwas Milch zum Bestreichen

Pro Portion
174,4 Kilokalorien
9,5 g Eiweiß
5,9 g Fett
20,5 g Kohlenhydrate

1 Den Backofen auf 170 °C (Umluft 150 °C, Gas Stufe 2) vorheizen.
2 Die Mehle mit der Trockenhefe vermengen. Lauwarme Milch, weiche Margarine, Ei, Eigelb, Zucker, Eiweißkonzentrat und Salz hinzufügen. Den Teig kneten, bis er Blasen bildet, und für etwa 30 Minuten zugedeckt an einem warmen Ort gehen lassen.
3 Danach den Teig nochmals kurz durchkneten und in drei Teile teilen. Drei Rollen formen und damit einen Zopf flechten. Ein Blech einfetten oder mit Backpapier belegen. Den Zopf auf das Blech legen und nochmals gehen lassen.
4 Vor dem Backen den Zopf mit etwas Milch bepinseln. Etwa 45 Minuten backen.

Tipp Zum Hefezopf passt gut süßer Aufstrich wie Marmelade, Honig oder Nuss-Nougat-Creme. Dies liefert außerdem rasch viel Energie.

Rezepte zum gesunden Zunehmen

Mohnkronen

Zubereitungszeit: etwa 45 Minuten + Ruhe- und Backzeit ■
Für 10 Portionen

Pro Portion
235,5 Kilokalorien
10,3 g Eiweiß
14,6 g Fett
15,9 g Kohlenhydrate

Für den Teig

150 g Weizenmehl	125 g Quark 20 % Fett
125 g Diätmargarine	fluoridiertes Jodsalz

Für die Füllung

50 g geriebener Mohn	etwas Saft und abgeriebene Schale
2 EL Johannisbeermarmelade	einer unbehandelten Zitrone
80 ml Vollmilch	1 EL Rum
2 gestr. EL Puderzucker	1 TL Zimt
50 g Eiweißkonzentrat	1 Ei zum Bestreichen
(z. B. ResourcE® Protein 88)	

1 Mehl, Margarine, Quark und Salz gut vermischen und rasch zu einem Teig verkneten. Im Kühlschrank zugedeckt etwa 1 Stunde ruhen lassen.

2 In der Zwischenzeit für die Füllung Mohn, Marmelade, Milch, gesiebten Puderzucker, Eiweißkonzentrat, Zitronensaft, Zitronenschale, Rum und Zimt in einer Schüssel gut miteinander vermengen. Den Backofen auf 180 °C (Umluft 160 °C, Gas Stufe 2–3) vorheizen.

3 Den Teig etwa ½ Zentimeter dick ausrollen und zwölf gleich große Rechtecke schneiden. Die Füllung gleichmäßig aufstreichen. Das Ei aufschlagen und leicht verquirlen. Jeweils eine Längsseite der Teigrechtecke mit etwas Ei bestreichen, dann zuklappen und festdrücken. Mit dem Messer auf der Längsseite einige Male einschneiden und die Teigtaschen zu einem Halbkreis biegen.

4 Die Mohnkronen auf ein mit Backpapier belegtes Blech legen. Mit etwas Ei bestreichen und im Backofen etwa 30 Minuten backen.

Tipp Sie können die Mohnkronen auch aus fertigem Blätterteig backen.

Süße Kleinigkeiten

Pfirsichkuchen
Zubereitungszeit: etwa 30 Minuten + Backzeit ▪ Für 10 Portionen

180 g Diätmargarine	80 g Zucker
80 g Puderzucker	1 Pr. fluoridiertes Jodsalz
1 Pck. Vanillezucker	250 g Weizenmehl
60 g Eiweißkonzentrat	½ Pck. Backpulver (10 g)
(z. B. ResourcE® Protein 88)	500 g Pfirsiche (aus der Dose)
5 Eier, getrennt	Fett für das Blech

Pro Portion
375,2 Kilokalorien
12,0 g Eiweiß
18,2 g Fett
40,7 g Kohlenhydrate

1 Den Backofen auf 180 °C (Umluft 160 °C, Gas Stufe 2–3) vorheizen.
2 Margarine mit Puderzucker, Vanillezucker und Eiweißkonzentrat schaumig rühren. Nach und nach das Eigelb dazugeben und zu einer cremigen Masse schlagen.
3 Eiweiß mit dem Zucker und etwas Salz steif schlagen. Das Mehl mit dem Backpulver mischen und sieben und abwechselnd mit dem Eischnee locker unter die Eigelbmasse heben.
4 Die Pfirsiche abseihen und in Spalten schneiden. Ein Blech gut einfetten und mit Mehl bestäuben oder mit Backpapier auslegen. Den Teig auf das Blech streichen und mit Pfirsichspalten belegen. Etwa 50 Minuten backen.

Tipp Statt Pfirsiche können Sie auch Aprikosen, Kirschen oder Pflaumen aus der Dose bzw. frisches Obst nach Saison verwenden.

Rezepte zum gesunden Zunehmen

Obstmuffins

Zubereitungszeit: etwa 25 Minuten + Backzeit ▪ Für 12 Muffins

Pro Portion
141,8 Kilokalorien
6,9 g Eiweiß
5,6 g Fett
15,6 g Kohlenhydrate

evtl. Fett für die Form
200 g Weizenmehl
1 TL Backpulver
70 g Eiweißkonzentrat
(z. B. ResourcE® Protein 88)

1 Msp. fluoridiertes Jodsalz
50 g entsteinte Kirschen
2 EL Zucker
15 g Schokoladenstreusel
4 EL Rapsöl

1 Die Vertiefungen einer Muffinform einfetten und bemehlen oder mit Muffinförmchen auslegen. Den Backofen auf 180 °C (Umluft 160 °C, Gas Stufe 2–3) vorheizen.

2 Das Mehl mit Backpulver, Eiweißkonzentrat und Salz in einer Schüssel mischen. Die Kirschen klein schneiden und dazugeben. Dann Zucker, Schokoladenstreusel, Öl und 6 bis 7 Esslöffel Wasser hinzufügen. Alles gut miteinander vermischen, so dass ein geschmeidiger Teig entsteht.

3 Den Teig in die Muffinförmchen füllen und etwa 20 Minuten backen. Die fertigen Muffins kurz in der Form ruhen lassen, dann herauslösen und auf dem Rost auskühlen lassen. Zum Servieren nach Belieben in Papierförmchen setzen.

Tipp Anstelle von Kirschen können Sie auch andere Obstsorten im Muffinsteig mitbacken: von Zitrusfrüchten über Beeren bis zu kleinen Stücken Apfel oder Birne.

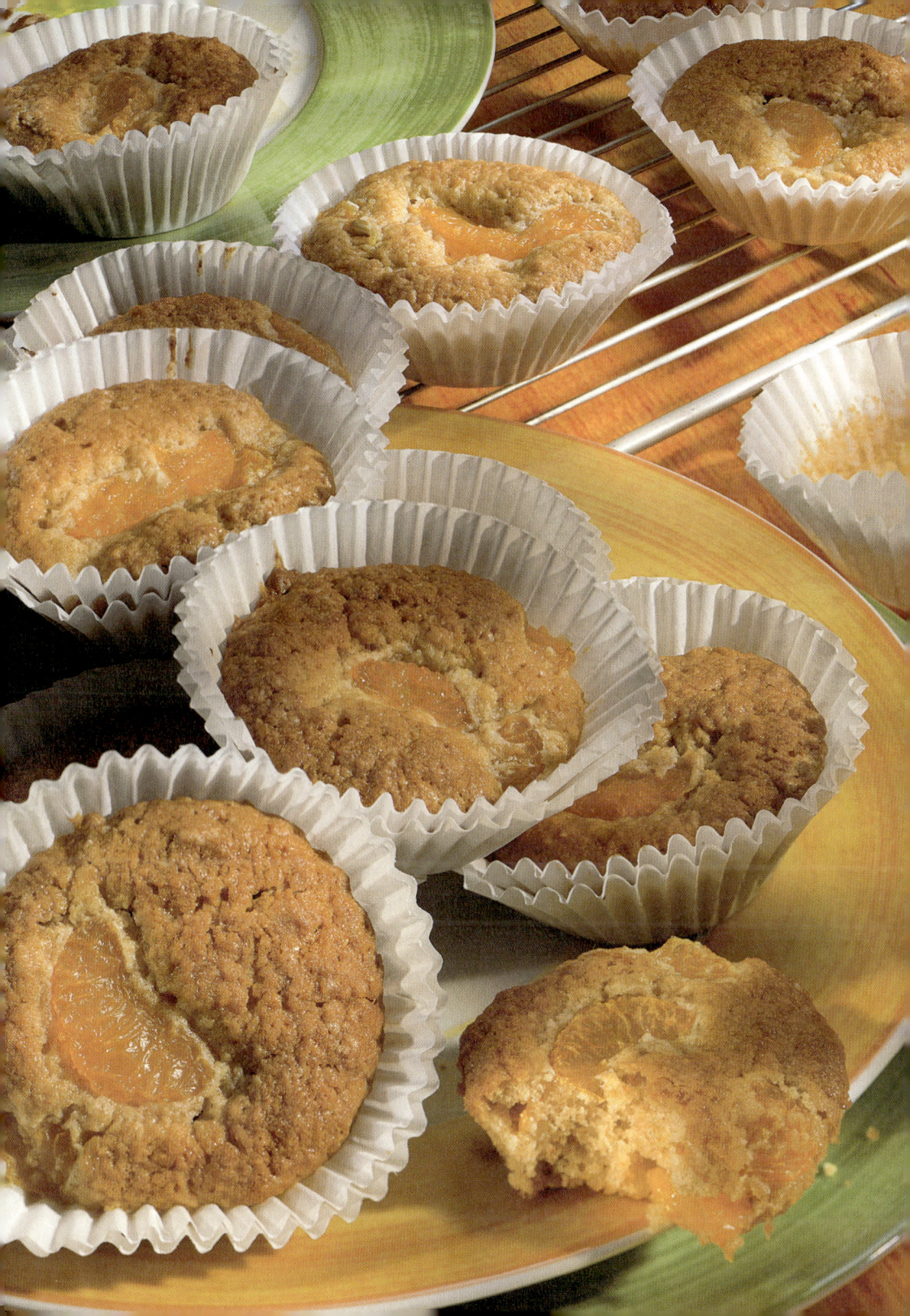

Nützliche Adressen

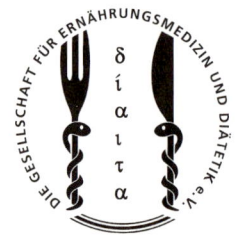

Die Gesellschaft für Ernährungsmedizin und Diätetik e.V.

Die Gesellschaft für Ernährungsmedizin und Diätetik (D.I.E.T.) ist ein gemeinnütziger Verein, der sich ausschließlich über Spenden und Mitgliederbeiträge finanziert. D.I.E.T. hat viele informative und hilfreiche Broschüren herausgegeben.

- Adresse: Kurbrunnenstraße 5, 52066 Bad Aachen, Tel. 0241 96103-0, Fax: 0241 96103-22, Internet: www.ernaehrungsmed.de, E-Mail: info@ernaehrungsmed.de, mueller@ernaehrungsmed.de, puetz@ernaehrungsmed.de

Broschüre »Zunehmen leicht gemacht«

Die Broschüre »Zunehmen leicht gemacht« enthält in knapper, übersichtlicher Form Informationen über Nährstoffe, Vitamine, Mineralstoffe und Zusatznahrung und gibt Tipps zum Zunehmen. Die Broschüre finden Sie auf der Homepage der Gesellschaft, sie wird Ihnen auch gegen Einsendung eines mit 1,44 Euro frankierten DIN-A5-Rückumschlages zugeschickt. Kennwort: Zunehmen; Adresse siehe oben.

Praxisleitfaden: »Wie kann ich Mangelernährung erkennen?«

»Wie kann ich Mangelernährung erkennen?« ist der Titel des Praxisleitfadens, den die Wissenschaftler der Gesellschaft entwickelt und herausgegeben haben. Mit sieben Schlüsselfragen können Ärzte und Pflegepersonal, aber auch Angehörige oder Betroffene einfach den Ernährungsstatus feststellen. Für die Auswertung wurden vier Risikoklassen (von kein Risiko bis Risikoklasse C) definiert und ernährungsmedizinische Empfehlungen formuliert. Das Erkennen der Mangelernährung im frühen Stadium, bevor es zu einem massiven Verlust an Körpersubstanz kommt, ist Voraussetzung für eine rechtzeitige Ernährungstherapie mit Trink- oder Sondennahrung. Die Broschüre wird Ihnen gegen Einsendung eines frankierten Rückumschlages zugeschickt. Kennwort: Praxisleitfaden; Adresse s. oben.

Nützliche Adressen

Telefonischer Beratungsdienst für Untergewichtige

Die Gesellschaft hat einen ernährungsmedizinischen Beratungsdienst eingerichtet, bei dem untergewichtige und mangelernährte Menschen sowie Pflegepersonal und Mediziner anrufen können. Fachkräfte (Ernährungswissenschaftler, Diätassistenten und Ernährungsmedizinische Berater) stehen bereit, Fragen rund ums Zunehmen zu beantworten. Der Anrufer bekommt unter anderem Tipps zum gesunden nachhaltigen Zunehmen, Adressen von weiteren Anlaufstellen, Informationen zum Einsatz von Trink- und Sondennahrungen und über die Home-Care-Versorgung (inkl. parenterale Ernährung).

- Beratungsdienst: werktags von 9 bis 15 Uhr, Tel. 0241 96 103-6

Die Homepage http://www.ernaehrungsmed.de

Die Homepage des D.I.E.T. bietet Ihnen zahlreiche Informationen für alle Themen aus dem Bereich der Ernährungsmedizin, die unter anderem mit der Mangelernährung zusammenhängen. Unter »Informationen« sind beispielsweise Übersichtsartikel zu Dekubitus, Schluckstörungen (Dysphagie), Krebs, Essstörungen, HIV und AIDS, enterale Ernährung oder Seniorenernährung zu finden. Unter dem Stichwort »Service« kann die Broschüre »Zunehmen leicht gemacht« heruntergeladen werden.

Informationen über Zusatz- und Sondennahrung

Novartis Consumer Health, Medical Nutrition, Zielstattstr. 40, 81379 München, Tel. 089 7877-0, Fax: 089 7877-625, E-Mail: nutrition.info@ch.novartis.com, Internet: www.novartis-nutrition.de

Pfrimmer Nutricia GmbH, Am Weichselgarten 23, 91058 Erlangen, Tel. 09131 7782-0, Fax: 09131 7782-10, E-Mail: information@nutricia.com, Internet: www.pfrimmer-nutricia.de

Baxter Deutschland GmbH, Am Weichselgarten 30a, 91058 Erlangen, Tel. 09131 6179331, Fax: 09131 6179170

Dr. Stendle, Nephrologische Präparate, Gießener Str. 115, 35440 Linden, Tel. 06403 69 4597, Fax: 06403 67853, Internet: www.dr-stendle.de

---

Weitere Adressen

Verband der Diätassistenten e.V.
Postfach 10 51 12
40042 Düsseldorf
Tel. 0211 162175
Fax: 0211 357389
E-Mail: vdd-duesseldorf@t-online.de
Internet: www.vdd.de

Deutsche Gesellschaft für Ernährung e.V.
Godesberger Allee 18
53175 Bonn
Tel. 0228 3776600
E-Mail: zellmer@dge.de
Internet: www.dge.de

Verband der Diplom Oecotrophologen
Reuterstr. 161
53113 Bonn
Tel. 0228 28922-0
Fax: 0228 28922-77
E-Mail: vdoe@vdoe.de
Internet: www.vdoe.de

Nützliche Adressen

Mit Mealus gesund zunehmen

Eine echte Innovation im Ernährungsbereich ist der Nährwerttaschenrechner Mealus. Mealus ist so groß wie ein Taschenrechner und hat 4600 Lebensmittel gespeichert. Die Datengrundlage ist der Bundeslebensmittelschlüssel (BLS). Es sind Lebensmittel, Gerichte, Fertigprodukte und Fastfood eingespeichert, mit dem jeweiligen Kalorien-, Kohlenhydrat-, Eiweiß-, Fett-, Ballaststoff- und Cholesteringehalt. Als »Wohlfühlindikator« berechnet das Gerät den Vitamin-C-Gehalt, für Diabetiker die BE-Menge der Lebensmittel. In der Verzehrliste zeigt Mealus, was gegessen wurde. In den Auswertungen für bis zu 29 Tagen kann man sein Energie- und Nährstoffkonto prüfen. Mealus ist ein ideales Ernährungstagebuch und hilft beim gesunden Zunehmen.

Die Bedienung ist ganz einfach. Vorab »füttert« der Nutzer das Gerät mit seinen persönlichen Daten (Alter, Geschlecht, Größe, körperliche Aktivität usw.). Daraus berechnet Mealus den optimalen Energie- und Nährstoffbedarf und vergleicht diesen mit allen Auswertungen mit dem tatsächlich Verzehrten. Das Gerät kostet ca. 60 Euro.

Weitere Informationen und Bestellungen: Pfefferminz GmbH, Mittelweg 89, 20149 Hamburg, Tel. 040 361155, Fax: 040 366317, E-Mail: heikefaust@pfefferminz-afk.de, Internet: www.mealus.de

Register

Sachregister

Aids-Patienten 36 ff.
Alte Menschen 17 ff.
Anorexie 50 f.
Appetit 15
Appetitlosigkeit 28, 40

Ballaststoffe 63
Blutzuckerspiegel 15
BMI 7
Body-Mass-Index 7 ff.
Bulimie 51 f.

Chronisch entzündliche Darmerkrankungen 43 ff.
Colitis ulcerosa 47

Durchfall 33, 41

Eisenmangel 47
Eiweiß 65 f.

Energiebedarf 57 f.
Enterale Ernährung 68
Erbrechen 29, 41
Ernährungsprotokoll 18
Ersatznahrung 67 f.
Essstörungen 50 ff.

Fette 62 f.

Geschmacksverlust 30
Getränke 66
Grundumsatz 58 f.

HIV 36
Home-Care 19
Hunger 15

Kaubeschwerden 32, 40
Kohlenhydrate 63 f.
Krebsdiät 24
Krebspatienten 22 ff.

Laktoseintoleranz 34
Lebensmittelempfehlungen
   79 ff.
Lebensmittelhygiene 42
Leistungsumsatz 58 f.

Magersucht 50 f.
Mangelernährung 12 ff.
Medikamente 48 f.
Milchzuckerunverträg-
   lichkeit 34
Mineralstoffe 76 f.
Morbus Crohn 46
Mundschleimhautentzün-
   dungen 32
Mundtrockenheit 30

Nahrungskonzentrate 71

Proteine 65

Regulierung der Nahrungsaufnahme 15

Sättigung 15
Schluckbeschwerden 32, 40
Senioren 17
Sondenernährung 42, 68
Speichelfluss, verminderter 30
Speiseröhrenentzündungen 32

Tagesplan 83
Traubenzucker 63
Trinken 66
Trinknahrung 68

Übelkeit 29, 41
Untergewicht 7, 9

Vitamine 73 ff.

Zinkbedarf 45
Zusatznahrung 27, 35, 67 f.

Rezeptregister

Apfelspätzle 96

Bagels mit Kräuter-Dip 90
Bananenflip 114
Bandnudeln mit Spinat 103
Basilikum-Kartoffelsalat 107
Beerenquark 117
Blätterteig-Gemüse-Snack 89
Bulguraufauf mit
   Birnen 110
Buttermilchgelee 118

Ciabatta mit Tomatenaufstrich
   88

Entenbrust auf Salat 112
Erdbeer-Jogurt-Mix 115

Fischfilet, überbackenes,
   auf Mangold 101

Folienkartoffeln mit
   Mais-Dip 111
Früchtemüsli 86
Frühstück mit Camembert und
   Tomate 85
Frühstück mit Honig und
   Konfitüre 84

Geflügelsalat 109
Gemüseauflauf 100
Grünkern-Gemüse-Suppe 94
Gurken-Carpaccio 98

Hefezopf 119
Heidelbeer-Pfannkuchen 113
Herzoginkartoffeln mit
   Spargel 108
Himbeershake 114
Huhn in Wurzelsauce
   mit Klößen 106

Kartoffelpuffer mit
   Apfelmus 91
Kohlrabi, gebackene 96
Konzentrationsmüsli 87

Kresse-Frischkäse-Toast 87
Krokantcreme 117

Mediterranes Frühstück 84
Mohnkronen 120
Möhren-Nuss-Creme 115
Möhrensticks mit Avocado-
   Dip 88
Müsliriegel 118

Obstmuffins 122
Obstsalat, orientalischer 116

Paprika-Geflügel-Burger 89
Pfirsichkuchen 121

Polentaschnitten mit Schinkensauce 104
Putenschnitzel, über-
   backenes 105

Radieschen-Knäcke 85
Radieschensuppe, frische 94
Reis, gebratener, mit Hack-
   fleisch 97

Sauerampfersuppe, feine 93

Tunfisch-Spaghetti 102
Tomatensuppe mit Reis 92

Weinsuppe 92
Weißkrautkost 113

Zucchiniomelette 97
Zwiebelsuppe mit Weißbrotscheiben 98

Impressum

Die Autoren

Sven-David Müller (sdmueller@ernaehrungsmed.de) ist Geschäftsführer und Sprecher der Gesellschaft für Ernährungsmedizin und Diätetik. Zuvor war er ein Jahrzehnt im Universitätsklinikum der RWTH Aachen beschäftigt. Der deutschlandweit bekannte Diätassistent und Diabetesberater DDG hat den Verband für Ernährung und Diätetik (VFED) e.V. gegründet und zehn Jahre als Vorstandsvorsitzender geleitet. Er ist Mitglied im Verband der Diätassistenten (VDD) e.V. und Vorstand des Bonner Fördervereins für Diätetik (BFD) e.V. Im Midena Verlag hat er bereits zwölf Bücher herausgebracht, und er ist regelmäßiger Gast in Radio- und TV-Sendungen. Sven-David Müller ist häufig zu Vorträgen eingeladen und an Podiumsdiskussionen über ernährungsmedizinische Themen beteiligt.

Klaudia Pütz (puetz@ernaehrungsmed.de) ist als Diplom-Diätassistentin und Ernährungsmedizinische Beraterin bei der Gesellschaft für Ernährungsmedizin und Diätetik e.V. angestellt. Sie hat bereits an verschiedenen Büchern im Midena Verlag mitgearbeitet. Sie hat sich auf die Themen Essstörungen, Mangelernährung sowie Osteoporose und präventive Ernährung spezialisiert. Klaudia Pütz ist regelmäßig Gast bei Rundfunk- und TV-Sendern und hält Vorträge.

Wichtiger Hinweis

Die im Buch veröffentlichten Ratschläge wurden mit größter Sorgfalt von Verfassern und Verlag erarbeitet und geprüft. Eine Garantie kann jedoch nicht übernommen werden. Ebenso ist eine Haftung der Verfasser bzw. des Verlages und seiner Beauftragten für Personen-, Sach- oder Vermögensschäden ausgeschlossen.

Bildnachweis

Umschlagfoto: Vey/Jump
Fotos: Corbis/Ronnie Kaufmann S. 20; Corbis/Ariel Shelley S. 11; Angela Francisca Endress S. 123; Fotex/Images Pictures S. 51; Karl Newedel S. 79, 95, 98, 112; Photodisc S. 6, 16, 56; Brigitte Sporrer S. 82; Stockfood/Susie Eising S. 2–3, 25; Stockfood/Karl Newedel S. 60; Hansjörg Volkart S. 31.

Impressum

Bibliografische Information der Deutschen Bibliothek
Die Deutsche Bibliothek verzeichnet diese Publikation in der Deutschen Nationalbibliografie; detaillierte bibliografische Daten sind im Internet über http://dnb.ddb.de abrufbar.

© Knaur Ratgeber Verlage 2003
Ein Unternehmen der Droemerschen Verlagsanstalt Th. Knaur Nachf. GmbH & Co. KG, München
Alle Rechte vorbehalten

Das Werk einschließlich aller seiner Teile ist urheberrechtlich geschützt. Jede Verwertung außerhalb des Urhebergesetzes ist ohne Zustimmung des Verlages unzulässig und strafbar. Das gilt insbesondere für Vervielfältigungen, Übersetzungen, Mikroverfilmungen und die Einspeicherung und Verarbeitung in elektronischen Systemen. Bei der Anwendung in Beratungsgesprächen, im Unterricht und in Kursen ist auf dieses Buch hinzuweisen.

Projektleitung: Kathrin Gritschneder
Redaktion: Annette Gillich, Essen
Korrektorat: Damla Özbay
Satz: Uhl + Massopust, Aalen
Bildredaktion: Sylvie Busche (Ltg.), Angelika Roschig
Umschlag: ZERO, München
Reproduktion: KaltnerMedia, Bobingen
Druck und Bindung: Printer Trento, Trento
Printed in Italy

ISBN 3-426-66814-9

Gedruckt auf elementar chlorfrei gebleichtem Papier

Bitte besuchen Sie uns im Internet:
www.droemer-knaur.de

Weitere Titel aus den Bereichen Gesundheit, Fitness und Wellness finden Sie im Internet unter www.wohl-fit.de.